Dieta, Shatkarmas
y
Amaroli

–

Nutrición Yóguica y Limpieza
para
la Salud y el Espíritu

Yogani

De La Serie de Iluminación AYP

Advanced Yoga Practices (AYP)

Para información sobre pedidos, diríjase a:

www.advancedyogapractices.com

o

www.aypspanish.com

ISBN 978-1517365165 (Libro de Bolsillo)

ISBN 978-1-938594-35-9 (Libro Electrónico)

Todas las cosas en la moderación...

Introducción

Mientras que los métodos de Yoga son muchos, su principio subyacente es muy simple. El cuerpo humano es una puerta entre nuestro mundo externo y un mundo interior infinito de paz, amor y energía creativa. Cuando la puerta se ha abierto a través de eficáces prácticas espirituales, la salud, la productividad y la felicidad son el resultado natural en la vida cotidiana.

Dieta, Shatkarmas y Amaroli proporciona instrucciones prácticas sobre una serie de enfoques y técnicas que pueden complementar una rutina diaria de las prácticas de yoga, incluyendo meditación profunda y respiración espinal pranayama. Una vez que hemos empezado a cultivar nuestro silencio interior, emprenderemos naturalmente medios adicionales que pueden mejorar nuestra purificación y apertura interna. Los alimentos que comemos y los métodos que se pueden usar para limpiar y rejuvenecer el cuerpo recibirán más atención. Por lo tanto, este es un pequeño volumen.

Aquí vamos a ver casi todo lo que ponemos en nuestro cuerpo, así como lo que sale de él, con la mirada puesta en la promoción de una buena salud, centrándose en los métodos probados por el tiempo para el cultivo de la transformación espiritual humana. Felizmente, el cultivo de la salud y el espíritu son atendidos por los mismos medios.

Este no es un *libro de dieta*, no de la manera tales libros son normalmente considerados - proporcionando directrices específicas sobre qué comer y no comer de acuerdo a una ideología fija diseñada para adaptarse a todos los gustos. La vida no es tan simple. Todos tenemos diferentes necesidades en diferentes momentos de nuestra vida. Esto es especialmente cierto para los que participan en las prácticas de yoga, donde la neurobiología interior está en constante cambio hacia aberturas mayores. La dieta cambiará en consecuencia, al igual que la necesidad de técnicas de limpieza y otras prácticas. Este libro está diseñado para proporcionar información útil sobre los métodos de la dieta y de limpieza para ayudar a los practicantes espirituales en la toma de decisiones sabias en su ruta elegida.

La Serie De Iluminación AYP es un esfuerzo que se presenta para dar a conocer los métodos más eficaces sobre la práctica espiritual con una serie de libros fáciles de leer que cualquiera puede utilizar para obtener resultados tanto a corto como a largo plazo. Desde sus inicios en el 2003, los escritos de *Prácticas Avanzadas de Yoga* (AYP) han sido un experimento para ver hasta qué punto se pueden comunicar las prácticas, con mucho más detalle que en los escritos espirituales del pasado.

¿Pueden los libros ofrecernos los medios específicos necesarios para recorrer el camino hacia la iluminación, o tenemos que rendirnos a los pies de un gurú para encontrar nuestra salvación? Bueno, claramente hay que entregarse a algo, aunque sea a nuestro propio potencial innato de vivir una vida más libre y feliz. Si somos capaces de hacer eso, y mantener una práctica diaria, entonces los libros de éste tipo pueden cobrar vida y nos instruirán en los caminos de la transformación espiritual humana. Si el lector está listo y el libro vale la pena, pueden suceder cosas sorprendentes.

Aunque el nombre de una persona se da como el autor de éste libro, en realidad no es más que la recopilación de los esfuerzos de miles de practicantes a través de miles de años. Éste es el intento de una persona de simplificar y hacer práctico los métodos espirituales que muchos han demostrado a lo largo de la historia. Todos los que me anteceden tienen mi más profundo agradecimiento, al igual que de todos aquellos que tengo el privilegio de estar en contacto en el presente que siguen practicando con dedicación y con muy buenos resultados.

Espero que a medida que recorras el camino elegido encuentres un útil recurso en éste libro.

¡Practica con prudencia, y diviértete!

Tabla de Contenido

Capítulo 1 - Usted es la Ciudad de Dios

Los seres humanos tienen capacidades notables para lograr lo que se ha llamado la *experiencia espiritual.* Nadie está excluido de esta posibilidad. Para aquellos que deseen abrir la puerta interior, los aguarda un mundo maravilloso. No tenemos que ir más lejos que el funcionamiento de nuestro propio corazón, la mente y el cuerpo. A través de estos aspectos comunes de nuestra existencia cotidiana, el infinito puede desplegarse desde dentro de nosotros. Sólo necesitamos aplicar algunos métodos o prácticas eficáces.

Gracias al trabajo de innumerables buscadores y sabios durante miles de años, hoy hay una amplia gama de prácticas espirituales disponibles para nosotros. La experiencia ha demostrado que algunas de estas prácticas son de mayor importancia que otras, sobre todo porque estimulan cambios fundamentales dentro de nosotros, que sirven de base para las prácticas y experiencias posteriores. Así que hay un orden lógico de las prácticas que encontramos nos pueden llevar en un curso de lógica de desarrollo a través del laberinto de nuestro desenvolvimiento. No es tan difícil como suena, asumiendo que estamos dispuestos a poner en primer lugar las prácticas más importantes. De esto, todo lo demás fluirá más o menos automáticamente.

En el sistema de *Prácticas Avanzadas de Yoga (AYP)*, comenzamos con una breve rutina, dos veces al día de la *meditación profunda*. Dentro de unas semanas o meses después de aprender la meditación profunda, podemos añadir la *respiración espinal pranayama*, que se realiza ante nuestras sesiones de meditación. Estas dos prácticas constituyen el núcleo del enfoque de AYP. Cultivan dos cualidades en nosotros que forman la base para todas las prácticas posteriores, y el surgimiento de una profunda e interminable experiencia espiritual entretejida con nuestra vida cotidiana. La meditación profunda cultiva la calidad del silencio interior, o la quietud. La respiración espinal pranayama cultiva la calidad de la conductividad extática, el flujo de energía divina dentro de nuestro cuerpo y más allá. Con estos dos aspectos de nuestra naturaleza interna creciente, una serie de otras prácticas se puede aplicar con una efectividad que ampliará enormemente nuestra experiencia. Estas prácticas incluyen *samyama, asanas, mudras, bandhas, control de nuestro ritmo* y *métodos sexuales tántricos,* todos los cuales están cubiertos en los escritos de AYP.

Además de estas prácticas, algunas de las cuales son bastante exóticas y anteriormente esotéricas, también consideramos los aspectos más mundanos de nuestra vida diaria - lo que comemos y cómo mantener nuestro cuerpo limpio y funcionando para apoyar mejor nuestra salud y el desarrollo espiritual. En los asuntos de la dieta y la limpieza interior, métodos particulares se pueden aplicar que son eficaces, especialmente durante ciertas etapas de nuestro desarrollo interno.

Mientras que las técnicas de la dieta y de limpieza interna se han pensado en términos de lograr y mantener una buena salud y la longevidad, tomaremos un ángulo diferente aquí. Vamos a ver la salud y la longevidad como efectos secundarios, o los beneficios complementarios, de buenas prácticas y progreso espiritual. De hecho, la salud física es un resultado natural de la salud espiritual.

Se ha dicho que el cuerpo humano es la *Ciudad de Dios.* Para que todo esté bien en la ciudad, es necesario comenzar en la fuente central con las prácticas básicas, y luego estimular y regular el flujo de energía en toda la ciudad de una manera que asegure el crecimiento al más alto nivel de funcionamiento. Gran parte de este proceso es automático, un producto de nuestra evolución interior natural. Con los métodos espirituales, estimulamos este proceso natural. Así es como vamos a considerar la dieta y los métodos de limpieza interior.

Una Rama del Yoga Llamada "Pureza"

El *Yoga* es uno de los sistemas más completos de la práctica espiritual que ha llegado hasta nosotros a lo largo de los siglos. Yoga significa "unión" o "unir". Los métodos de yoga facilitan la unión de nuestra naturaleza interior y exterior, la unión de nuestros aspectos divinos y terrenales. Es por esto que a menudo nos referimos al sistema nervioso humano como la puerta entre este mundo y lo divino. Todo lo que tenemos que hacer es abrir la puerta, y podemos vivir una vida divina aquí en la tierra. No hay necesidad de irse a la cima de la montaña. No hay necesidad de renunciar de nuestro trabajo, regalar nuestras posesiones, o dejar nuestra familia. Al aplicar los métodos del yoga durante unos minutos cada día, podemos seguir igual que antes, sólo que somos mucho más felices y eficaces en nuestra vida diaria. Este es el beneficio real del yoga.

El sistema tradicional de yoga se describe en los *Yoga Sutras de Patanjali*, consistiendo en ocho miembros:

- **Yama** (restricciones)
- **Niyama** (observancias)
- **Asana** (posturas)
- **Pranayama** (técnicas de respiración)
- **Pratyahara** (introversión de los sentidos)
- **Dharana** (atención en un objeto)
- **Dhyana** (meditación - disolver el objeto)
- **Samadhi** (absorción en la conciencia pura)

El uso combinado de las tres últimas ramas del yoga con una técnica especial llamada *samyama* produce lo que llamamos *la quietud en acción* en la vida diaria.

Las primeras dos ramas del yoga, *yama (restricciones)* y *niyama (observancias)*, constituyen lo que llamamos los *códigos de conducta*. Es similar a lo que encontramos en todas las tradiciones espirituales del mundo - "no hagas esto", "hacer esto", etc.

Las restricciones y observancias incluyen:

- **Yama** (restricciones) - ahimsa (no violencia), satya (verdad), asteya (no robar), brahmacharya (preservación y cultivo de la energía sexual) y aparigraha (no la codicia).

- **Niyama** (observancias) - saucha (pureza), samtosa (satisfacción), tapas (calor/enfoque/austeridad), svadhyaya (estudio de los escritos espirituales y sí mismo) y pranidhana isvara (entrega a lo divino).

Tenga en cuenta que *saucha* (pureza) es la primera observancia. Aquí es donde nos encontramos con los principios de la dieta y los shatkarmas (técnicas de limpieza del cuerpo). Saucha es la rama del yoga que se ocupa de los aspectos de la conducta que reciben mucha atención en nuestro mundo moderno. Muchos de nosotros vivimos en una cultura que está obsesionada con la dieta y el cuerpo físico. En el yoga, saucha es importante. Sin embargo, no es sino una rama en el amplio espectro de nuestras prácticas.

Mientras que muchos enfoques tradicionales de la enseñanza de yoga consideran yama (restricciones) y niyama (observancias) como requisitos previos para el comienzo de las prácticas más abajo en la lista de las ocho ramas, algunas otras enseñanzas (incluyendo AYP) no toman este punto de vista. Yama y niyama también pueden ser considerados como efectos de un enfoque integrado para participar en prácticas, a partir de meditación profunda, pranayama, posturas y otros métodos, independientemente de nuestra adhesión (o no) a las pautas de conducta de yama y niyama.

<u>Cuando se toma un enfoque integrado a las prácticas, yama y niyama surgen como efectos naturalmente.</u>

Esto ocurre a través de una calidad en todo el mundo que llamamos la *conexión de yoga*. En otras palabras, una práctica utilizada como *causa* producirá otras prácticas como *efecto*. Cuanto más profunda sea la práctica que utilizamos como causa, se estimularán más profundamente las extremidades adicionales de yoga. Y así sigue.

Si empezamos con meditación profunda y respiración espinal pranayama como prácticas fundamentales, entonces encontraremos aspectos de la práctica contenidos en yama y niyama, aumentando naturalmente como efectos. Estos efectos agregarán otras causas a nuestra rutina de la práctica, mucho más que si al principio hubiéramos hecho solamente los métodos de yama y niyama.

Esto tiene una gran importancia al considerar la dieta y los métodos de limpieza interior. Si utilizamos los principios yóguicos de los métodos de la dieta y de limpieza como consecuencia del aumento del silencio interior y la conductividad extática cultivada dentro de nosotros a través de la meditación profunda y la respiración espinal pranayama, ganamos mucho más. Por otro lado, si forzamos el problema de conducta mediante la adhesión ciega a las reglas externas, podemos crear más obstáculos a nuestro progreso espiritual, en forma de comportamientos forzados y aumento del juicio de uno mismo. Si nuestra conducta en asuntos de la dieta y los métodos de limpieza interior viene naturalmente desde dentro, en lugar de aplicarse desde fuera, entonces esperamos ganar mucho más de las medidas presentadas en este libro.

Un enfoque prudente hacia las prácticas aquí es llegar a ser equilibrado en las prácticas básicas de meditación profunda y respiración espinal pranayama primero. Entonces los principios de saucha (pureza y limpieza) se aumentan desde dentro de nosotros naturalmente.

En el enfoque de AYP a las prácticas, dedicamos atención selectiva a yama y niyama, según sea necesario, para apoyar un comienzo rápido en meditación profunda, respiración espinal pranayama y otras prácticas. Entonces los yamas y niyamas serán impulsados en gran medida por estas prácticas de gran alcance y florecerán naturalmente.

¿Significa esto que no nos preocupamos de la dieta en absoluto en nuestra vida? Por supuesto que no. Lo que significa es que no podemos encontrar la salud o la felicidad a través de la conducta forzada. El mejor enfoque es evitar los extremos y tomar todas las cosas con moderación *favoreciendo* la medida que sabemos nos traerá una mayor salud y felicidad. Con el tiempo, nuestro camino será más claro y podremos dejar que nuestra conducta en estos asuntos cambie gradualmente de acuerdo a nuestra intuición, que estará aumentando constantemente con nuestro silencio interior y la conductividad extática, mientras continuamos con nuestras prácticas de yoga.

En el camino, nuestra percepción interna será muy refinada, y vamos a aprender a escuchar a nuestro cuerpo y seguir su liderazgo en muchas cosas, incluyendo la dieta y la limpieza interior. En algún momento, también podemos encontrarnos naturalmente considerando la controvertida práctica de *amaroli* (terapia de la orina), una técnica de rejuvenecimiento de gran alcance, que se refiere tanto a la dieta y la limpieza interior.

Las Nueve Puertas del Cuerpo

En la antigua tradición del yoga, la analogía de la *Ciudad de Dios* se toma un paso más allá. Se dice que la *Ciudad* tiene nueve puertas. Estos son los orificios naturales del cuerpo humano, que incluyen dos ojos, dos fosas nasales, dos oídos, la boca, la uretra y el ano. Para tomar ambos sexos plenamente en cuenta, que no lo hacen muy bien en los viejos tiempos, hay que destacar que una mujer tiene diez puertas (añadiendo la vagina). No va a hacer mucha diferencia en los métodos descritos en este libro, aunque sí en otras áreas de yoga, especialmente *tantra*.

En este caso, estamos interesados en la nutrición del cuerpo y el cultivo de las energías internas. En el plano físico, se trata de lo que entra y lo que sale. En un nivel más sutil se trata de apoyar a la purificación y la apertura en los estratos más sútiles de nuestra neurobiología. Analizaremos de esa manera el comer - la *dieta*. Analizaremos de esa manera las técnicas de limpieza - los *shatkarmas*. Y también vamos a ver de esa manera el reciclaje de la orina en el cuerpo - *amaroli*. Todo ello se dirige al apoyo de lo que llamamos el aumento de la *conductividad extática* en el sistema nervioso. Como tal, las prácticas serán para apoyar específicas conexiones neurobiológicas, incluyendo:

- **Boca, Uretra y Ano** - en relación con la neurobiología del tracto gastrointestinal (GI).

- **Pasajes Nasales, Ojos y Oídos** - en relación con la neurobiología del cerebro y los nervios espinales.

Al influir el flujo de energía y/o la alimentación a través de estas puertas, podemos ayudar en gran medida el aumento de la conductividad extática en todo el sistema nervioso.

Estas medidas, junto con el resto de las prácticas contempladas en la *Serie de Iluminación AYP*, ayudarán a la continua expansión del silencio interior y la conductividad extática, conduciendo al refinamiento de todas nuestras percepciones y experiencias sensoriales. Sucederá como nos involucramos en las prácticas de la dieta, los shatkarmas y el amaroli de una manera natural, cuando somos llamados desde adentro hacia ellos.

La Llamada Desde Dentro

¿Qué es lo que nos mueve a hacer un cambio en nuestra dieta, o para llevar a cabo una práctica de yoga que podríamos haber considerado antes a ser un poco extraña? ¿Por qué cambiar algo en nuestros hábitos de vida?

La razón más común por la que hacemos estos tipos de cambios se debe a cómo nos sentimos. En otras palabras, es para nuestra salud y bienestar que estamos tratando más a menudo de hacer cambios en nuestra dieta y otros aspectos de nuestra rutina. Es causa y efecto.

Si estamos en sobrepeso y nos sentimos mal, una de las primeras cosas que vamos a hacer es tratar de encontrar la voluntad para perder algo de peso. Una industria multimillonaria ha crecido alrededor de este simple deseo de sentirse mejor. Además, podríamos no sentirnos bien porque nuestro cuerpo carece de ejercicio físico. Cuando el cuerpo se cae, también caen la mente y las emociones.

Así, otra industria de miles de millones de dólares ha crecido alrededor del ejercicio físico.

Lo que nos gustaría es sentirnos mejor, ¡sentirnos completo!

Y ¿qué significa sentirse completo? Obviamente, si lo tomamos sólo en el nivel físico, significa ser sano y estar en buena condición física - dieta y ejercicio.

Sin embargo, algún día vamos a envejecer. No importa lo bien que comemos o cuánto nos ejercitamos, finalmente estaremos desapareciendo físicamente. Así es la vida en esta tierra. Nacemos, vivimos por el tiempo que nuestra estancia lo permite, y morimos. ¿Es eso todo lo que hay? Si es así, no hay necesidad de leer más, porque una vida sana por sí sola será suficiente para alcanzar nuestros cincuenta o cien años, y hay un montón de lugares donde podemos encontrar consejos sobre las industrias de dieta y ejercicio. ¿Cuánto más estamos dispuestos a hacer para ganar unos cuantos años más en la tierra?

O tal vez sólo es suficiente hoy sentirse mejor. Si ese es nuestro objetivo, entonces esto abre una nueva vía, ya que es posible *siempre* sentirse bien, así como el cuerpo se está desvaneciendo en la vejez o en otras enfermedades que tarde o temprano reclaman nuestro cuerpo. Es posible que nos sintamos siempre bien, no importa cuáles sean las circunstancias externas. Este es un logro espiritual. Es *algo más* que va más allá de lo que la industria de la dieta y el ejercicio puede ofrecer. Introduzca la industria de yoga - no es tan grande, pero creciente, mientras que superpuesta la dieta y el ejercicio y la adición de una nueva dimensión, una dimensión espiritual.

En el yoga, reconocemos los fundamentos de la vida sana, y no hay mucho más que podamos hacer. Los métodos del yoga no sólo pueden añadir a nuestra longevidad, sino también mirar más allá de las limitaciones de nuestro cuerpo físico a nuestras dimensiones espirituales.

Cada uno tenemos habilidades naturales dentro de nosotros que pueden ser estimuladas a través de diversos métodos para desplegar un mayor potencial. Este potencial está fuera del tiempo y de los avatares de nuestro cuerpo y la vida cotidiana. Sin embargo, estas cualidades pueden ser cultivadas, mientras que estamos viviendo una vida normal, y nos pueden sostener a través de todas nuestras experiencias de vida - "en la enfermedad y en la salud."

Si somos capaces de llegar a ser conscientemente lo que es la felicidad permanente dentro de nosotros, entonces lo que pase con el cuerpo no nos tumbará. Las cualidades de las que estamos hablando son el silencio interior y el resplandor extático. Con esas cualidades convirtiéndose en nuestra experiencia a tiempo completo en la vida, hemos resuelto la pregunta sobre "sentirse bien" para todos de esta vida, y más allá.

Podemos llamarlo la *iluminación*.

Muy dentro de cada uno de nosotros hay un reconocimiento de nuestras posibilidades, y, a veces vamos a sentir la atracción. En realidad, lo sentimos todo el tiempo. Es nuestro anhelo por más felicidad en todas sus formas. Así que nuestro deseo de sentirse mejor es una llamada que viene desde dentro.

Si estamos comprometidos en prácticas de yoga como la meditación profunda, la respiración espinal pranayama, y otras, la llamada que viene de dentro de nosotros se refina. Nuestras sensibilidades se refinan junto con nuestros impulsos, y estamos llamados a hacer esas cosas que ni siquiera nos imaginamos antes. Podríamos cuestionar nuestros propios impulsos internos. Sin embargo, con las prácticas de yoga en la imagen, vamos a aprender poco a poco a confiar en la llamada que viene desde dentro. Vamos a aprender a confiar en nuestra intuición.

Si seguimos las prácticas de yoga en el largo plazo, la toma de decisiones para una vida saludable se hace más fácil - incluso obvia. No es que sabemos el resultado de todas las cosas, o que siempre parece ser lo que queremos. Llegamos a saber que el silencio interior es la mejor plataforma de lanzamiento para todos los resultados en nuestra vida. Nuestro silencio interior emana un conocimiento más allá del entendimiento. La experiencia confirma esto con el tiempo. Así es como el permanente silencio interior, obtenido en meditación profunda, cumple las condiciones de yama y niyama.

Pero más que eso, nos convertimos en nuestra propia brújula en el nivel más profundo de desarrollo espiritual, que está más allá de las reglas de yama y niyama. Es la libertad de elegir de una manera que es un soporte vital para nosotros y para todos los que están a nuestro alrededor.

Capítulo 2 - La Dieta Yóguica

El tema de la dieta humana es un vasto y diverso campo, lleno de expertos que tienen credenciales impecables, con muchos tomando puntos de vista opuestos acerca de lo que debemos comer y no comer. Los debates interminables sobre la dieta pueden ser muy apasionados, y, a menudo llegan a ser confuso. Vamos a tratar de no tomar partido.

En realidad, los detalles minuciosos de la dieta serán tratados de una manera que encapsula lo esencial desde el punto de vista de un enfoque totalmente integrado a las prácticas de yoga. Si podemos entender nuestra relación con la dieta lo suficientemente bien como para permitir una evolución natural de nuestros hábitos alimenticios en concordancia con la llamada de nuestro creciente silencio interior, entonces el resto se hará cargo de sí mismo.

Aquí, vamos a echar una mirada más cercana a cómo la dieta se relaciona con el crecimiento espiritual, y al hacerlo, naturalmente descubrir a lo esencial de la alimentación saludable. No es tan complicado si estamos trabajando desde nuestro centro, en lugar de intentar juzgar a todos los detalles. Esta es la clave para considerar la dieta en el camino espiritual. Después de todo, si nuestro cuerpo nos está diciendo lo que debemos comer para nuestra salud y el bienestar espiritual, y hemos desarrollado la capacidad de escuchar y favorecer esas tendencias interiores naturales, entonces, ¿qué más hay que decir?

¿Somos lo que Comemos?

Hay el viejo dicho: "Tú eres lo que comes." Vamos a tomar excepción a esa declaración. Sólo se aplica si creemos que somos nuestro cuerpo, y eso toma lo que realmente somos fuera de la ecuación. Es sólo la comida y el cuerpo. Entonces, ¿quién está comiendo?

La razón principal por la cual casi todos los planes de dieta fracasan más allá de los primeros meses se debe a que estos planes están basados en el cuerpo, y no toman en cuenta quién es el que está detrás de la alimentación. Ellos presumen que somos lo que comemos.

La verdad del asunto es que no somos lo que comemos. Somos *ilimitada conciencia pura y dichosa*, y nada de lo que sucede en este plano terrestre puede cambiar esa realidad.

Sólo necesitamos darnos cuenta de lo que somos, incluso mientras vivimos en este cuerpo aquí y ahora. A medida de lo que hacemos, nuestra vida va gradualmente a evolucionar para reflejar la *verdad* que dentro de nosotros vive eternamente, que somos nosotros. Nuestros hábitos alimenticios van a evolucionar junto con el refinamiento nuestras percepciones y acciones en cada parte de nuestra de vida. Si esto suena simple, ¡lo es!

Pregúntele a cualquiera que ha estado practicando la meditación profunda durante unas semanas o meses, y eso escuchará, junto con una creciente conciencia, acerca de cómo mejorar la felicidad a través de la conducta en la vida diaria, también hay un aumento de la conciencia sobre la alimentación saludable. Simplemente sucede.

¿Qué es una alimentación saludable?

Esta es una pregunta hecha a menudo por aquellos que están cada vez más conscientes de lo que están poniendo en su cuerpo.

"¿Qué puedo hacer para mejorar mi forma de comer?"

La pregunta puede no estar asociada con preocupaciones sobre el peso o la salud. Es simplemente una cuestión de cómo expresar mejor en la vida diaria los valores internos. Motivación de la dieta que viene de esta manera no se basa principalmente en las preocupaciones materiales. Debido a que viene principalmente desde adentro, en lugar de ser basada en el cuerpo, tendrá una temporalidad asociada con ella. Este es el tipo de motivación que tendrá poder de permanencia y producirá resultados duraderos. Es un cambio que no se basa sólo en la fuerza de voluntad (que tarde o temprano fracasará), pero en la fuerza de la *verdad* irradiando desde dentro de nosotros.

Con la pregunta viniendo del lugar correcto en lo profundo de nosotros, automáticamente sabemos lo que es la acción correcta. A continuación, la información específica sobre qué comer es prácticamente una idea tardía, ya que la conducta correcta es inevitable una vez que la llamada desde adentro se escucha con claridad. Entonces, cualquier información que se da conducirá al lugar correcto.

Para aquellos que se dedican a prácticas de yoga, y sienten la llamada para una alimentación más armoniosa que viene de dentro, podemos ofrecer algunas pautas generales.

En los escritos de AYP, lo hemos descrito en una frase - permite tu alimentación evolucionar naturalmente hacia *ligera y nutritiva*.

Ligera y nutritiva es sinónimo con el término Sánscrito/Inglés, *dieta sáttvica*, lo que significa *dieta yóguica*.

Lo creas o no, esto es todo el consejo que un dedicado practicante de yoga necesita, y aun eso puede no ser necesario, con la guía interior conduciendo a la purificación y la apertura que está disponible para todos los que se dedican a la meditación profunda y otras prácticas de yoga a diario. Sin embargo, aquí vamos a ir más allá y ampliar ese consejo básico, mirando a los aspectos clave de la dieta desde el punto de vista del yoga.

Dieta y Salud

Aunque es cierto que la alimentación saludable es un factor importante en la creación y el apoyo de la buena salud, seguimos considerando la dieta a ser un paso intermedio entre lo que somos (conciencia pura y dichosa) y cómo estamos manifestando nuestra esencia interna físicamente en esta tierra. Al ir más allá de la dieta con las prácticas de yoga, nos encontraremos con nuestra motivación esencial para convertirse en todo lo que podemos ser en esta vida.

Curiosamente, a menudo vamos a llegar a esta realización espiritual, cuando nos enfrentamos a la dura realidad de nuestra existencia física - nuestra salud y nuestra mortalidad. Son estos factores los que nos impulsan hacia ese *algo más* místico que todos buscamos en la vida. Para muchos de nosotros, la búsqueda espiritual comienza y continúa con la búsqueda de la salud física. Tenemos que empezar por algún sitio, y es el lugar obvio para tomar una posición. Sin embargo, la dieta no es donde nuestra búsqueda de la salud y la felicidad debe terminar. Si es así, hemos perdido algo importante, no menos de la que es la principal motivación para la vida sana, que tiene su génesis en nosotros, no fuera de nosotros.

No importa cómo hemos llegado a considerar la dieta, nuestras acciones reflejarán nuestro propio *estilo*. Nuestras opciones incorporarán cualquier información que nos hemos encontrado en el vasto mercado de los sistemas de la dieta, nuestras preferencias personales, la influencia de aquellos que admiramos, e incluso nuestro sentido de la moralidad sobre lo que comemos.

Nuestros antepasados comieron lo que estaba disponible en cualquier lugar que pasaron a vivir, con poco control sobre el resultado. Si la tierra era buena y el clima adecuado, combinado con buenas habilidades agrícolas acumuladas, entonces la gente prosperaba. Por otro lado, si las condiciones eran pobres, a la sociedad no le fue bien. El nacimiento y desarrollo de la civilización humana (incluyendo toda la tecnología) se encuentra en los lugares fértiles de la tierra.

Hoy en día, el desafío de la dieta y la nutrición se ha vuelto al revés. En muchas partes del mundo, es la *elección* que determina lo que comemos, más de los dictados de una selección limitada. Esto no es cierto en todas partes, por supuesto, pero para la mayoría que puede estar leyendo este libro, la elección de la dieta es parte de la ecuación. Así que, en lugar de depender de los elementos, la mayoría de nosotros somos dependientes de nuestra capacidad de elegir sabiamente y comer con moderación. Si no lo hacemos bien, ¡estaremos propensos a sufrir dolencias que pueden rivalizar con el problema de no tener suficientes alimentos de cualquier tipo!

Pérdida de Peso

En las sociedades occidentales hay un enorme énfasis en el peso corporal, tanto por razones de vanidad y de salud. Es bien sabido que el exceso de peso corporal se relaciona con una letanía de problemas de salud, y puede acortar sustancialmente nuestra vida, por décadas en algunos casos. No se trata de emitir un juicio sobre el peso corporal, o incluso en lo que se supone que el peso corporal de una persona debe ser. La longitud de la vida no es la principal medida de la felicidad. La felicidad es siempre en el ahora, y no mucho relacionado con el peso corporal de una persona. Sin embargo, la longevidad está relacionada con el peso corporal, por lo que si estamos buscando la longevidad, junto con nuestra felicidad, un poco de atención en la dieta será apropiado.

Hay muchos métodos para bajar de peso. En todos los casos, la fórmula es comer menos sobre una base diaria regular. De hecho, la dieta simple que uno podía imaginar se puede resumir como, *comer consistentemente menos*.

Hay mil estrategias para hacer esto, que van desde el ayuno a comer grandes cantidades de alimentos bajos en calorías. Y en los últimos años, han surgido estrategias involucrando comer menos de los alimentos que estimulan al cuerpo para almacenar grasa, y más de los alimentos que no estimulan al cuerpo para almacenar grasa - las dietas bajas en carbohidratos o altas en proteínas y grasas. Esto es en contraste a la grasa inferior, las dietas altas en carbohidratos que han sido a favor en los últimos decenios.

Si uno es de la dieta baja en carbohidratos o de la dieta baja en grasas, una verdad subyacente prevalece - frutas frescas, verduras, alimentos con un buen contenido de fibra, y el consumo adecuado de agua serán una parte importante de cualquier dieta. Esto se ha demostrado una y otra vez, si estamos considerando la dieta desde el punto de vista de la pérdida de peso o mejorar la salud. También es cierto que los alimentos procesados que aumentan artificialmente los carbohidratos y/o el contenido de grasa e incluyen aditivos químicos no serán necesariamente un componente positivo de cualquier dieta.

Pero ¿qué pasa con el debate entre bajo en carbohidratos en comparación con bajo contenido de grasa?

No hay nada que debatir, realmente, porque ambos tienen razón, siempre y cuando se toman con moderación. El exceso de los carbohidratos (azúcares y almidones) en la dieta no es saludable. El exceso de grasa (animal o vegetal) en la dieta no es saludable tampoco, especialmente grasa saturada. Por la misma razón, una dieta de cero carbohidratos es muy poco saludable, al igual que una dieta con cero grasas no es saludable.

Los beneficios de ambos pueden ser adquiridos por el consumo de carbohidratos y grasas naturales con moderación.

De hecho, el tema de la pérdida de peso es atendido de forma automática si uno se mueve hacia una dieta equilibrada que incluya una variedad de frutas y verduras, cantidades moderadas de carbohidratos (principalmente de frutas, verduras y granos enteros), y cantidades moderadas de proteína y grasas, junto con el consumo adecuado de agua y alimentos con un buen contenido de fibra. El uso moderado de frutos secos, hierbas y especias puede también agregar importante valor nutricional.

Bajar de peso es sobre comer regularmente menos. Eso significa que en todos nuestros horarios regulares de comer, no sólo de vez en cuando, o sobre una base de borrachera inversa. Reducción drástica de la ingesta de alimentos, o la obsesión por no comer (anorexia) pueden ser tan poco saludables como comer demasiado todo el tiempo. El equilibrio es la clave.

Los buenos hábitos alimenticios no pueden ser reglamentados desde fuera. Ningún sistema de dieta funcionará a largo plazo si la llamada no viene desde adentro de forma permanente. Por eso, la mejor dieta puede ser meditación profunda diaria. Como el silencio interior aparece, nuestra conducta cambia automáticamente a una vida más saludable y equilibrada, que es un componente natural del yoga.

Superar el Hambre

En el contexto de esta discusión, el *hambre* no significa lo que es experimentado por aquellos que viven en la pobreza y no tienen suficiente para comer - demasiadas personas en todo el mundo. La solución para este tipo de hambre es proporcionar alimentos, además de los medios para eliminar la pobreza y el mal que la produce.

La mayoría de quienes están leyendo aquí no sufrirán de hambre real. Más bien, lo que llamamos el *hambre* en la sociedad moderna es una respuesta condicionada en el cuerpo a una reducción en el consumo de alimentos de lo que hemos estado acostumbrados a tener. Lo más probable es que hemos estado acostumbrados a comer más de lo necesario para nutrir el cuerpo y mantener una buena salud, a veces dándonos el efecto contrario en su lugar - deterioro de la salud. Detrás de la ingesta excesiva de alimentos están los dolores de hambre que pueden venir sobre nosotros unas horas o incluso unos pocos minutos, después de haber comido una comida.

¿Qué es esta hambre que nos impulsa a comer en exceso, y cómo podemos superarlo?

Aunque existe alguna evidencia de que la genética está involucrada en la sobrealimentación y la obesidad, estos casos representan una pequeña minoría. Gran parte del resto de la sociedad, simplemente ha caído en el hábito de mala alimentación. La industria de alimentos, siempre consciente de sus ganancias, no ha sido de gran ayuda en este sentido, promoviendo fuertemente los alimentos que son cada vez más agradable al paladar, y químicamente adictiva. Estos son los alimentos procesados cargados de hidratos de carbono, azúcares y grasas. Estos son los mismos alimentos que nos dejan sentir un déficit, y con hambre poco después de consumirlos, incluso si estamos hinchado. Los efectos de estos alimentos en los procesos digestivos y azúcar en la sangre producen una montaña rusa en nuestra neurobiología, más fuertes tendencias hacia el aumento de peso, diabetes, enfermedad cardiovascular, y muchas otras dolencias.

Sin embargo, la sensación de hambre nos empuja a volver a estos alimentos, que son fácilmente disponibles en prácticamente cada esquina de la calle. Es muy riesgoso para aquellos cuya carrera o estilo de vida requieren a menudo salir a comer en los restaurantes.

Independientemente de la cultura en que vivimos, lo que hemos estado comiendo, y donde estamos comiendo, tenemos la última palabra sobre lo que sucede en nuestro cuerpo. Es nuestra elección. Si entendemos que lo que estamos tratando es nuestro propio hábito, entonces también vamos a saber que el hábito se puede cambiar, reprogramado para mejorar la salud y el crecimiento espiritual.

La llamada debe venir de adentro. No hay nadie que pueda reprogramar nuestra conducta en la forma en que puede nuestra propia sabiduría interior. Esta es la razón por la cual meditación profunda y otras prácticas espirituales forman la primera línea de la estrategia. A medida que nos purificamos y abrimos la neurobiología interior, estarán allí el deseo y la voluntad de participar en hábitos alimenticios más saludable. Al cultivar el silencio interior, seremos cápaces de ver nuestra hambre por lo que es - un reflejo bioquímico. Vamos a ser cápaces de experimentarlo con menos compulsión a actuar en consecuencia. Con el tiempo, vamos a llegar a saber que nuestra hambre es en realidad un llamado a la purificación. A medida que nos permitimos a nosotros mismos para estar con ella sin actuar, vamos a llegar a saber que detrás de esta hambre está un gran poder para la purificación. A medida que continuamos permitirlo sin actuar, podemos sentir nuestras energías internas alejándose de la anticipación habitual de la digestión y el desequilibrio de la química de la sangre hacia el plan mucho más amplio de purificación interior. El hambre se convierte en un síntoma positivo de purificación interior, y podemos disfrutar de ella, porque sabemos que es regenerativa.

Cuando nosotros comemos, vamos a inspirarnos a movernos hacia más equilibrio en nuestra dieta, y lejos de los alimentos procesados que estimulan artificialmente el hábito de hambre.

Todo esto proviene de cultivar más silencio interior en la meditación profunda. Ayuda adicional se puede encontrar para superar el hambre con *samyama*, una práctica que nos permite mover nuestro silencio interior para efectos particulares. También, como silencio interior sigue aumentando, podemos inspirarnos para explorar el *ayuno* (más adelante) y otros métodos que pueden mejorar nuestra salud y el progreso espiritual.

No importa lo que nuestros hábitos alimenticios han sido en el pasado, nosotros tenemos el poder dentro de nosotros para cambiarlos. Como nos encontramos con nuestro centro en la quietud, vamos a llegar a saber que nuestra hambre sólo es un hábito, un reflejo, y que podemos utilizarla como un estímulo para la purificación y la apertura que conduce en última instancia a una reducción dramática de su control sobre nosotros.

Superar el hambre es uno de los aspectos de nuestro viaje de descubrimiento interior, lo que lleva a una mejor salud y el aumento de la felicidad en todos los aspectos de la vida.

El Camino a la Salud Cardiovascular

La hipertensión arterial, enfermedad coronaria, ataques cardíacos e ictus han sido epidemia en las sociedades occidentales, y se han extendido a las sociedades orientales al igual que los hábitos alimenticios y estilos de vida occidentales.

La buena noticia es que la conciencia ha aumentado constantemente en el oeste durante los últimos decenios, y la relación de causa y efecto entre la dieta/estilo de vida y la salud cardiovascular ha quedado clara. El resultado ha sido el surgimiento de las vastas industrias de dieta y ejercicio, y el aumento de la presión sobre los viejos hábitos de fumar y el consumo excesivo de alcohol, que también son los principales contribuyentes a la enfermedad.

No debe sorprender que la fórmula para una buena salud cardiovascular no sea muy diferente de la fórmula para bajar de peso, haciendo cambios para redondear la ecuación de la salud. Mientras que simplemente comer menos de manera continua dará lugar a la pérdida de peso (al menos por un tiempo), la salud cardiovascular en general requiere lo siguiente:

- Una dieta balanceada que contenga una variedad de frutas y verduras, favoreciendo la reducción del consumo de grasas y sal.

- El ejercicio aeróbico regular - el equivalente a 20 minutos o más de caminar a paso ligero por lo menos cuatro veces a la semana.

- Una rutina equilibrada de actividad diaria regular y descanso. No demasiada actividad, no demasiado descanso.

No hay nada esotérico en estas sugerencias. Para aquellos que sufren problemas cardiovasculares, las soluciones son sencillas, que vienen de la medicina moderna y los antiguos consejos yóguicos.

Ejercicio aeróbico diario es una de las primeras recetas para construir un sistema cardiovascular saludable. Ya se trate de la hipertensión, u otros problemas cardiovasculares, ejercicio diario y una dieta baja en grasas, baja en sal, y vegetariana es buena para el corazón y la hipertensión.

Por supuesto, para aquellos con problemas cardiovasculares, cualquier programa de ejercicio debe llevarse a cabo en consulta con un médico.

Un programa de ejercicio de estilo de yoga se puede encontrar en los libros de AYP, las *Lecciones Fáciles para la Vida Extática*, y *Asanas, Mudras y Bandhas*.

Curiosamente, no es raro que algunas de las dietas tradicionales yóguicas tengan grandes cantidades de grasa y sal en ellas así que comer una dieta tradicional yóguica solamente puede no ser suficiente para apoyar una buena salud cardiovascular. Se aconseja la incorporación del conocimiento moderno, así que tenemos una mezcla de lo viejo y lo nuevo. Ambos sistemas antiguos y modernos tienen mucho que ofrecer, y una integración de principios sólidos de ambos rendirá los mejores resultados.

Cambiar nuestras prioridades acerca de los hábitos de alimentación y ejercicio para el bien cambiará la forma en que llevamos nuestra rutina diaria, incluyendo como mantenemos el horario de trabajo y nuestras relaciones con otras personas. Poner un poco de énfasis en nuestra salud física afectará nuestra vida en formas no físicas, lo que reduce el estrés en nuestra vida, que es bueno para nuestra salud también.

Dejar ir es necesario para hacer estos cambios simples, y eso puede reducir las contracciones dentro de nuestro sistema cardiovascular, y en especial en nuestro corazón. Un corazón que se está abriendo es uno que sabe cómo dejar ir. ¡Un corazón que se está abriendo también sabe cómo reír!

Por supuesto, todo esto es mucho más fácil de realizar si ya estamos inmersos en un sistema integrado de prácticas de yoga. Luego recibimos mucho apoyo que viene de nuestro silencio interior, donde se origina la salud.

¿Debemos Convertirnos Vegetarianos?

¿Es necesario convertirse en un vegetariano estricto para lograr una buena salud, y prepararse adecuadamente para las prácticas de yoga como la meditación profunda?

No lo es. Todas estas recomendaciones si pueden ser aplicadas dentro de un régimen de dieta que incluye carne y productos lácteos. Es sólo una cuestión de comer con moderación, y favorecer las directrices básicas como la mejor manera posible sin dejar de lado nuestras preferencias personales. No hay blanco o negro en esto.

Aunque parece ser que la naturaleza humana cree que es así, pocas cosas en la vida *son todo o nada*. Así, la buena salud, sin duda se puede mantener por el consumo de una amplia gama de alimentos con moderación. Para aquellos que tienen una aversión a las frutas y verduras frescas, intente comprometer y comer algunos de ellos - Sólo un poco sobre una base regular. No te va a matar. Si usted es un consumidor de carne pesada, favorecer a comer menos carne, y ver lo bien que se siente. Puede ser tan simple como favorecer carnes más ligeras (como el pescado o ave) sobre carnes más pesadas. Estas tendencias se van a plantear por sí mismas si usted está practicando la meditación profunda. Sucede así. Nada es todo o nada. Sólo favorecemos lo que sabemos que será bueno para nuestra salud y bienestar. Es lógico, ¿no?

En el lado espiritual es lo mismo. Comemos de acuerdo a nuestras preferencias, favoreciendo lo que sabemos va a mejorar nuestra salud y bienestar. Una dieta vegetariana puede emerger gradualmente en nuestra vida a medida que avanzamos hacia el futuro, pero sólo si de esa manera nos inclinamos naturalmente.

Dietas forzadas no son las mejores dietas, porque introducen el estrés y el juicio. En la primera oportunidad, el cuerpo se precipita de nuevo a la vieja dieta. Es por esto que un programa de dieta regimentada raramente funciona en el largo plazo. Tiene que venir de adentro. Lo mismo ocurre con las dietas basadas en la moral - evitando ciertos alimentos por razones morales. Nuestros crecientes instintos espirituales nos guiarán más armoniosamente de las normas de conducta o ideologías rígidas impuestas desde el exterior.

Si estamos meditando regularmente, encontraremos que, con el tiempo, seremos atraídos a una dieta más ligera y nutritiva. Nuestras preferencias cambiarán de forma natural. Y podemos confiar en eso. El cuerpo sabe lo que necesita para sostener el proceso de purificación fomentado por la meditación profunda. Como el silencio interno (conciencia pura y dichosa) crece, en consecuencia, nuestros hábitos alimenticios cambiarán.

Si es nuestra elección, es posible satisfacer todas nuestras necesidades dietéticas en una dieta vegetariana pura, que prevé las necesidades de proteínas completas a través de la mezcla de semillas, frutos secos y legumbres. También es posible cumplir con nuestras necesidades alimenticias de una manera sana de comer una dieta no vegetariana. No hay absolutos en esto - sólo el homenaje de las preferencias personales, y favoreciendo la moderación en todas las cosas.

Ligera y nutritiva dice todo. *Ligera* para ayudar en la fácil limpieza del sistema nervioso a través de nuestras prácticas de yoga, y *nutritiva* para apoyar la buena salud del cuerpo. Demasiado ligera no suele ser nutritiva, y demasiado nutritiva no es por lo general ligera. El balance es la clave.

Meditación profunda regular naturalmente nos lleva en esa dirección. La preocupación por la dieta no es una ayuda a la meditación, o para cualquier otra cosa en la vida. Así que lo tomamos con calma y meditamos dos veces al día. Si hacemos eso, la dieta se hará cargo de sí misma.

Vitaminas, Hierbas y Suplementos

Si estamos comiendo una dieta balanceada con un buen surtido de frutas y verduras, todas nuestras necesidades nutricionales serán atendidas. Si cultivamos buenos hábitos alimenticios, no habrá necesidad de vitaminas y minerales suplementarios. Si la dieta no es tan buena, entonces los suplementos pueden cubrir esa necesidad, aunque no pueden compensar totalmente los desequilibrios en la dieta.

Los suplementos dietéticos de todos tipos son tomados por cientos de millones de personas en todo el mundo todos los días. Es otro de esos miles de millones de dólares de múltiples industrias que ha crecido fuera de nuestras preocupaciones acerca de la dieta y la salud. Si la dieta ya es buena, tomar suplementos puede ser considerado como un *seguro*, por si acaso nuestra dieta tiene algunas deficiencias nutricionales. Y si la dieta es mala, los suplementos pueden servir una función mucho más grande. La verdad es que todas las pastillas en el mundo no van a compensar una mala dieta. En ese caso, tomar suplementos es una estrategia equivocada que enmascara el problema real. No se trata de los nutrientes que no estamos recibiendo en nuestra dieta. Se trata de todo lo que estamos consumiendo que es perjudicial para nuestra salud. Si damos un paso atrás en nuestros comportamientos, podemos encontrar que los suplementos se están utilizando para evitar un problema más fundamental que está trascendiendo a las consideraciones dietéticas.

¿Por qué es que tomamos suplementos? No hay duda de que todos juran por uno o dos, por lo menos, convencidos de que hemos encontrado la manera de evitar el resfriado común, o hemos asegurado la fuente proverbial de la juventud en una píldora mágica. Tal vez sea así, pero una buena rutina diaria de las prácticas de yoga que conduce un balance de dieta y estilo de vida, va a hacer mucho más para nuestra salud y longevidad que los suplementos dietéticos.

Está bien tomar suplementos, siempre y cuando seamos realistas acerca de su uso en relación con el resto de lo que estamos haciendo en nuestra vida. No existe una sola solución mágica que nos dará una buena salud. Y una botella llena de pastillas cada mañana no va a hacer eso. Sin embargo, hay magia en el desarrollo de un enfoque balanceado para vivir desde adentro hacia afuera. Felicidad duradera se puede encontrar por ir a nuestro centro de silencio interior, y luego a partir de ahí aprender a actuar. Como se suele decir, la felicidad no puede ser encontrada en una botella, incluso en un frasco de pastillas.

Debe mencionarse que los sistemas de medicina a base de hierbas de China, India, y las culturas nativas indígenas del mundo están altamente desarrollados, con siglos de conocimiento acumulado. La aplicación de estos sistemas de medicina natural se basa en causas y efectos para la prevención de enfermedades específicas, o su curación, desarrollada durante miles de años. Es un área especializada de conocimiento que no se presta a la experimentación casual como vemos pasar tan a menudo en el campo de los suplementos dietéticos, a veces con más riesgo de lo que se prevé.

Hay beneficios que se pueden obtener mediante la consulta con o estudiando el trabajo de los expertos en la aplicación de los preparados a base de hierbas. Lo que está en los sistemas de salud antiguos es valioso y puede complementar las considerables capacidades de la medicina moderna, y, en algunos casos, retrasar o eliminar la necesidad de medidas médicas más radicales. De hecho, nuestra moderna industria farmacéutica utiliza sustancias que se encuentran en los sistemas de curación antiguos.

Por supuesto, el mejor seguro contra la enfermedad es un estilo de vida que promueve la buena salud y la prevención de accidentes. Aquí es donde el aspecto espiritual de nuestra vida tiene una parte esencial.

Dieta, Desarrollo Espiritual y Kundalini

No debería ser ninguna sorpresa que una dieta que es buena para nuestra salud es también una que puede ser una ayuda para nuestro progreso espiritual - *ligera y nutritiva.*

¿Puede la dieta ser una práctica espiritual principal? Mientras algunos creen que todas las cosas se pueden resolver con la dieta, y hacen todo lo posible para que así sea con algunos comportamientos extremos de comer o no comer, tenemos que ser realistas y decir que la dieta es una ayuda para el desarrollo espiritual, no una causa primaria. Si se tratara de un medio principal, los antiguos *Yoga Sutras* seguramente tienen la dieta como una de las principales ramas, y tendríamos muchos más iluminados entusiastas de la dieta. En los *Yoga Sutras*, dieta está, de hecho, en la sub-rama de la *pureza* bajo las niyamas (observancias). En otras palabras, no es probable que podamos comer (o tener ayuno) en nuestro camino hacia la iluminación, pero podemos facilitar las cosas considerablemente con la dieta si estamos haciendo más poderosas prácticas espirituales como la meditación profunda, respiración espinal pranayama, asanas, mudras, bandhas, etc. Entonces, la dieta puede agregar otra capa de la purificación y la apertura para mejorar la eficacia de otras prácticas y nuestro progreso general.

A menudo es reportado por los que están haciendo meditación profunda y otras prácticas espirituales, que las preferencias de la dieta cambian naturalmente con el tiempo - *la llamada desde dentro*. A medida que nuestra conciencia se eleva, también lo hace nuestra conciencia de una alimentación saludable, así como un impulso natural para hacerlo. Y ¿si no sentimos la urgencia? Pues bien, no nos preocupemos demasiado en ello. Todas las cosas en su propio tiempo. Tomar un enfoque forzado a cuestiones de la dieta y el estilo de vida no va a prever resultados duraderos. Es casi seguro que una dieta forzada será una dieta fracasada en el largo plazo. Por lo tanto, trabajar desde dentro con las prácticas espirituales, y los hábitos externos seguirán en el tiempo.

"Buscad primero el reino de los cielos, y todo se añadirá a ti."

Dieta y la Neurobiología de Kundalini

A medida que nos involucramos en nuestras prácticas espirituales durante meses y años, estamos persuadiendo gradualmente nuestro sistema nervioso para pasar a un nivel más alto de funcionamiento. Muchas de las características de esto pueden medirse en nuestra neurobiología. Y un buen número de los cambios que están ocurriendo son observables directamente. Un complejo proceso de purificación y apertura está ocurriendo en los que practican métodos de yoga.

Hay dos aspectos principales para nuestra purificación y apertura, cada uno con su propia firma biológica.

■ El Ascenso del Silencio Interior - un silencio interno permanente, o quietud, que está más allá de nuestros pensamientos, sentimientos y los altibajos de la vida cotidiana. Llegamos a conocer esto como nuestro "ser".

- El Ascenso de la Conductividad Extática (Kundalini) en el Cuerpo - sensaciones de energía placentera en movimiento dentro de nosotros, penetrando todos los aspectos de nuestro funcionamiento neurobiológico. Llegamos a conocer esto como el "aspecto radiante de nuestro ser."

Mientras que la dieta no es una causa primaria de estos cambios en nuestro funcionamiento interno, es un participante en ellos.

A medida que nos encontramos con más quietud viniendo con la meditación profunda diaria, naturalmente nos sentiremos atraídos por una dieta más nutritiva y ligera.

De la misma manera, ya que los cambios neurobiológicos asociados con kundalini comienzan a ocurrir dentro de nosotros, pueden cambiar nuestras preferencias dietéticas. Además, ciertos ajustes en la dieta pueden ser útiles para ayudarnos en la navegación de algunos de los síntomas del exceso de energía que puede ocurrir cuando avanzan nuestras experiencias interiores. El proceso de kundalini es famoso por sus muchos síntomas, que pueden incluir sensaciones de calor o frío en el cuerpo, emociones, vibraciones físicas o movimientos corporales, visiones, mareos ocasionales o náuseas, etc. A veces puede haber algo de dolor cuando la energía interna (prana) se está moviendo a través de las zonas donde hay restantes obstrucciones en nuestro sistema nervioso. Todos estos síntomas finalmente dan paso a experiencias mucho más altas y agradables.

Dependiendo del patrón de obstrucciones internas de nuestro sistema nervioso y el grado de prudencia que ejercemos en el *control del ritmo* de nuestras prácticas, podemos experimentar poco en el camino de los síntomas incómodos - simplemente aumentando constantemente el éxtasis y la felicidad, que puede traer sus propios desafíos (distracciones de la práctica estable). En cualquier caso, cuando el kundalini se activa, un buen conocimiento de las prácticas de yoga y los métodos de regulación de ellos dará sus frutos. Para aquellos que experimentan un despertar de kundalini sin el conocimiento de los datos involucrados, puede ser una experiencia desafiante, que dura a veces durante años.

Una vez que el proceso de kundalini ha comenzado dentro de nosotros, puede ser gestionado por el *control del ritmo* de nuestras prácticas de manera que mantiene un buen progreso con comodidad razonable. Estamos comprometidos en una transformación a largo plazo, lo que lleva a una condición permanente de silencio interior, la felicidad extática, y el amor divino que irradia de forma natural hacia el exterior desde dentro de nosotros en todo lo que hacemos en la vida diaria.

La *digestión* esta en el centro del proceso de kundalini y muchos de sus síntomas asociados. Así que es lógico pensar que la dieta tiene una función que desempeñar. Y la función de la dieta no siempre será la misma, dependiendo dónde estamos en nuestro camino. Para entender esto mejor, vamos a ver el proceso que ocurre en el tracto gastrointestinal (GI) en una persona que tiene un kundalini activo, y cómo esto se relaciona con la dieta.

Aunque hay muchos aspectos del funcionamiento de kundalini, tanto físicos y no físicos, nos centramos en la física aquí, tanto como podemos ir con ella. A los efectos de esta discusión, vamos a considerar que la experiencia espiritual se eleva desde los procesos neurobiológicos que ocurren en nuestro cuerpo. Hay formas más místicas de mirarlo, y no hay nada malo en eso. Es el mismo proceso que ocurre, sin importar lo que elegimos para describirlo. Cuando revisamos los efectos de la dieta (y shatkarmas y amaroli en los dos capítulos siguientes) estudiando la biología puede ser útil, por lo que podemos seguirla con la percepción directa. No hay duda de que la ciencia moderna estará estudiando la neurobiología de la kundalini en los años y décadas por venir. Es la próxima gran frontera de la exploración científica - ¡las causas y efectos de la transformación espiritual humana!

Kundalini es visto tradicionalmente como el *despertar* de una gran energía latente situada cerca de la base de la columna vertebral, que se eleva hasta la columna vertebral hasta la cabeza. Allí, se produce una unión entre la energía creciente y la quietud, con la energía siendo femenina (Shakti) y la quietud siendo masculina (Shiva).

Cuando nos fijamos en la neurobiología de esta experiencia, se pueden agregar algunos componentes más, que son consistentes con las metáforas que se encuentran en muchas de las escrituras del mundo, incluyendo las descripciones más directas que se encuentran en el Yoga de la India y el Taoísmo Chino.

Cuando hay suficiente silencio interior presente a través de la práctica diaria de meditación profunda, luego la respiración y el cuerpo entran en el proceso a través de respiración espinal pranayama, asanas, mudras, bandhas, y los métodos sexuales tántricos, nos daremos cuenta de tres cosas que ocurren.

1. Una expansión de la energía sexual desde la región de la pelvis hacia arriba, con una parte encontrando su camino en el tracto GI.

2. La retención natural del aire en el tracto GI.

3. La interacción de los alimentos con las esencias sexuales y aire en el tracto GI.

La combinación natural de estos tres elementos en el sistema digestivo a través de una forma superior que emerge de la digestión da lugar a una nueva sustancia que emana desde el tracto GI, que impregna todo el cuerpo. Gran parte de esta penetración se produce cuando esta sustancia entra en el canal espinal y se levanta a través de la cavidad del pecho a la cabeza. La sustancia altamente penetrante y embriagadora producida en el tracto gastrointestinal se le ha dado muchos nombres. Un nombre frecuente en el yoga es *soma*. La palabra *soma* también se refiere a una planta alucinógena, que no es de lo que estamos hablando aquí. En el taoísmo, el tracto gastrointestinal, cuando participa en este mayor funcionamiento, se llama el *caldero*, reconociendo la alquimia que está ocurriendo allí - tres sustancias ordinarias (esencia sexual, el aire, y los alimentos) siendo combinadas para crear una sustancia extraordinaria que es la clave para el proceso de la transformación espiritual humana.

El proceso continúa en la cabeza, con otros refinamientos ocurriendo en el cerebro, que conducen a la secreción de otra sustancia a través de los senos paranasales, a través de los conductos nasales en el interior, en la garganta y luego hacia abajo en el tracto GI de nuevo, donde se une en el proceso ya descrito. Este reciclaje de las esencias sútiles conduce aún más procesamiento refinado en el tracto GI. La sustancia que baja desde el cerebro hacia el tracto GI se conoce como *amrita* (néctar) en la tradición del yoga. A veces puede ser experimentado como un aroma dulce en las fosas nasales y un sabor en la boca.

La experiencia general de esta combinación y transformación de sustancias, y el reciclaje de las esencias resultantes en el cuerpo conduce a grandes flujos de placer extático por todo el cuerpo, y la radiación de energía más allá del cuerpo. Es por esto que a veces se dice que los que están avanzando en las prácticas espirituales son *radiantes*. Detrás de él hay una neurobiología específica. En términos de yoga, el resplandor de todo el cuerpo de la energía extática indica el surgimiento de la calidad mítica de *ojas*, que es una mayor manifestación de la vitalidad que es fácilmente observada por los demás.

Si empezamos a entender que un proceso de este tipo realmente existe y, mejor aún, comenzar a experimentar aspectos de la misma dentro de nosotros mismos como resultado de nuestras prácticas cotidianas, entonces somos capaz de mirar la dieta desde un ángulo completamente nuevo. Y también podemos ver la relevancia de shatkarmas (técnicas de limpieza) y amaroli (terapia de la orina). Todos estos métodos están dirigidos a mejorar y optimizar el proceso que acabamos de describir.

Como se mencionó anteriormente, la dieta no es una práctica fundamental en el yoga, pero si un elemento de apoyo importante. Si miramos esto de esa manera, podemos ver cómo nuestra cooperación con impulsos internos relativos a la dieta puede mejorar el proceso global que se está produciendo en el camino hacia la iluminación.

La forma más elevada de la digestión descrita puede generar una gran cantidad de calor en el tracto GI, irradiando para llenar todo el cuerpo. A veces es referido como el *fuego de kundalini*. Cuando los fuegos están ardiendo, puede ser beneficioso comer alimentos más pesados con mayor frecuencia. Entonces el fuego (intensa actividad digestiva) se puede utilizar para consumir las sustancias en nuestro tracto GI de una manera más regulada para producir más *soma*, en lugar de exceder desde el interior, que es la sensación que podemos tener a veces si estamos comiendo demasiado ligero cuando la energía está creciendo dentro de nosotros. También es posible apagar los fuegos internos y desequilibrios energéticos internos relacionados con la aplicación de los métodos de la dieta *Ayurveda*, que toman en cuenta nuestra constitución corporal y los flujos de energía interior, y cómo ciertos alimentos pueden agravar o pacificar estos. Vea el apéndice para más información sobre las pautas de la dieta ayurvédica.

Para mantenerlo lo más simple posible, sólo escuchamos a lo que estamos llamados a hacer desde el interior con respecto a nuestra dieta, y en otros aspectos de nuestra actividad diaria. Cuando estamos inmersos en una meditación profunda diaria, podemos sentirnos inclinados a comer una dieta más ligera. Y cuando nuestro kundalini se activa, puede que a veces nos sintamos inclinados a comer una dieta más pesada, y una dieta más ligera en otras ocasiones. Dependerá de la dinámica de energía que ocurre dentro de nosotros, y el proceso de purificación y apertura que está en marcha.

Aprendamos a ser buenos oyentes de la voz interior de nuestra neurobiología mientras viajamos el camino hacia la iluminación.

Preparación y Consumo de los Alimentos

Aunque existen numerosos enfoques a la dieta, sólo hay tantas maneras de cocinar nuestra comida. Podemos hornear, asar, hervir, barbacoa, freír, al vapor, marinar, o comerla cruda.

Por supuesto, hay miles de variaciones en estos pocos métodos, en términos de qué cocinar cuándo, cómo y con qué. Sin embargo, serán los ingredientes básicos que hacen la diferencia al final. Los ingredientes que ponemos en nuestra cocina son, más o menos, lo que va a terminar en el plato, y en nosotros.

Hay también otro factor. La manera en que cocinamos nuestra comida puede cambiar el carácter de los ingredientes que utilizamos, y su contenido nutricional. Por ejemplo, si estamos haciendo barbacoa de brocheta shish con frutas y verduras frescas en un palo, y erróneamente quemamos todo el asunto hasta que es negro, ¿es que va a ser la misma comida con que empezamos? Obviamente no. Ni siquiera será comestible. Del mismo modo, si hervimos nuestra comida hasta que gran parte de su contenido nutricional se disuelve en el agua, esto no va a ser ideal, a menos que tengamos pensado consumir el agua junto con la comida. Incluso entonces, puede ser demasiado tarde para obtener ningún beneficio nutricional de las enzimas que hemos destruido en el proceso de cocción. Hay maneras en que podemos cocinar nuestra comida demasiado, perdiendo algunos o todos los beneficios nutricionales de lo que empezamos. Por lo tanto, ¿es la solución comer todos nuestros alimentos crudos? Algunos creen esto, la adhesión a una estricta dieta de alimentos crudos. En este caso, la opción puede ser por lo general solamente para las frutas, verduras y frutos secos. Con este tipo de dieta, cortar, moler y hacer jugo pueden ser las únicas maneras de lograr una buena variedad y nutrición.

Pero hay un punto medio, ya sabes, en algún lugar entre cocinar nuestra comida demasiado y no cocinar en absoluto. Es en el centro donde se sugiere buscar. En esa amplia variedad de opciones, podemos encontrar muchas maneras de preparar nuestros alimentos, preservando al mismo tiempo una buena nutrición a través de una amplia variedad de alimentos.

Por lo tanto, si vamos a la barbacoa, recordemos no sobre cocinar (obviamente), o no cocinar lo suficiente. Si estamos hirviendo nuestra comida, vamos a tener en cuenta que la ebullición saca los nutrientes fuera de las verduras, sobre todo hervir por largo tiempo con una gran cantidad de agua. Así que tal vez mejor que hervir el arroz y la pasta es optar otro modo con nuestras verduras.

Freír y asar a la parrilla con muy poca grasa es bueno con moderación, como es la cocción de los alimentos que son propicios para estos métodos.

Cocinar al vapor es una excelente manera de cocinar la mayoría de las verduras, ya que no añade grasa y logra el cocinar, preservando el valor nutritivo mucho mejor que hirviendo. Por supuesto, un defensor de los alimentos crudos tampoco encontraría el vapor aceptable. Así que cada uno de nosotros tenemos que ir con nuestras propias preferencias. Cuanto más rígidos somos en nuestra selección de alimentos y estilos de preparación, nuestras opciones serán más limitadas, y esto realmente puede llegar a conducirnos hacia una dieta menos equilibrada. Limitación de nuestra selección eventualmente se pondrá al día con nosotros. Es por esto que no se recomiendan las dietas de moda de cualquier tipo.

El conjunto es raramente correcto cuando se trata de la dieta y la preparación de alimentos. Esto es porque una alimentación saludable no está determinada principalmente a través del intelecto. Está determinada al escuchar las necesidades de nuestro cuerpo en su nivel actual de funcionamiento y en relación con los alimentos que están disponibles para él. Nuestro intelecto puede servir a esto escuchando, pero no puede conducir con eficacia. La dieta no se rige por la ideología. Está regida por la biología. Y nuestra biología está cambiando constantemente, sobre todo si estamos en un camino que implica prácticas espirituales eficaces.

Por lo tanto, nuestras preferencias dietéticas van a estar cambiando con el tiempo, y también lo harán nuestras preferencias de cocción y consumo de alimentos. Por eso es bueno estar familiarizado con un término medio, y favorecer la moderación en todas las cosas. Luego, a medida que cambian nuestras preferencias, seremos menos propensos a tomar decisiones que no son saludables. Esto es cierto con muchas cosas en la vida, ¿no es así? Sin duda, es cierto con las prácticas de yoga. Y es cierto en materia de dieta también.

La gran cantidad de variedad también se puede encontrar en las preferencias que las personas tienen con respecto a la frecuencia de comer. Mientras que los que tienen una tendencia hipoglucemia (azúcar en la sangre inestable) pueden sentirse alentados a comer comidas pequeñas con frecuencia durante todo el día, otros pueden comer una sola comida grande cada día.

Mientras preparamos y consumimos nuestros alimentos cada día, es bueno recordar que la alimentación juega una función importante, no sólo en nuestra nutrición básica, sino también en los procesos espirituales que se están desarrollando dentro de nosotros. A medida que nuestra neurobiología espiritual despierta, nuestras necesidades dietéticas pueden cambiar, así como la forma en que preparamos nuestros alimentos y la frecuencia en que comemos.

A medida que nos involucramos en la preparación de alimentos y el consumo de alimentos, recordemos la divina función interna que estamos fomentando dentro de nosotros mismos. Cualesquiera que sean nuestras creencias espirituales o religiosas, podemos estar agradecidos por la gracia que se ha impartido sobre nosotros, y ofrecer la comida que preparamos y comemos para la expansión de la felicidad en todo lo que hacemos y para todo el mundo en la tierra.

Hábitos Alimenticios, Adicciones y Vuelos de la Suposición

Todo lo que logramos en la vida se basa en la formación de hábitos. Somos animales de costumbres, y esto se puede utilizar con gran ventaja. Por otro lado, podemos caer en hábitos que no están en nuestro mejor interés. Mucho de lo que hacemos para mejorar nuestra suerte en la vida está directamente relacionado con la forma en que gestionamos nuestros hábitos.

Si hemos comenzado una práctica espiritual como la meditación profunda, nuestro éxito con la práctica no dependerá de cuán agradable una experiencia pueda ser hoy, mañana o al día siguiente. Esto dependerá de nuestra capacidad para mantener nuestra práctica diaria durante meses y años, a través de todos los altibajos que vamos a experimentar en el camino. Será nuestro hábito que nos llevará a través de él.

Silencio Interior y Hábitos Alimenticios

Lo mismo ocurre con nuestra dieta. Los hábitos alimenticios que formamos y mantenemos influirán en nuestra salud y nuestro progreso en las prácticas espirituales.

Si nos dedicamos a la meditación profunda, tendremos silencio interior que viene de dentro, y esto nos será de gran ayuda en la toma de ajustes en nuestros hábitos alimenticios. Podemos encontrarnos comiendo alimentos más nutritivos y ligeros, tomando nuestro tiempo haciéndolo, y masticando la comida mucho mejor. De hecho, se puede decir que el aumento de silencio interior es una influencia principal en hacer nuestros hábitos apoyar la salud y la felicidad en todas las vías de la vida.

Como estamos creciendo dentro, nos encontraremos mucho más capaz de actuar sobre la información y métodos que nos encontramos en el exterior. Lo que es verdad sonará verdad más fácilmente a medida que crecemos desde dentro, y vamos a encontrar la fuerza para reprogramar nuestros viejos hábitos para operar en un nivel superior. Esta es la dinámica principal implicada en la mejora de nuestra vida en todos los ámbitos.

Con el silencio interior viene una mayor fe en nuestra capacidad para cambiar, crecer y expandirse en la alegría y el amor. A medida que nos hacemos más conscientes, podemos superar nuestros viejos hábitos y cultivar otros nuevos que nos permitan seguir adelante en la vida. Se ha dicho que los que tienen el deseo de cambiar, pueden. El auge de silencio interior eleva nuestros deseos y nuestra capacidad para actuar sobre ellos en la dirección de un cambio positivo.

Por supuesto, la fuerza de voluntad se puede utilizar para lograr cosas también. Pero la fuerza de voluntad por sí sola con el tiempo se desvanecerá si no está arraigada en nuestra quietud constante, y en nuestra relación con nosotros mismos a algo superior a los límites del tiempo y el espacio. La fuente de fuerza de voluntad firme es el silencio interior.

El hábito es lo que determina nuestras acciones en la vida, y el aumento de silencio interior es lo que nos da la capacidad de levantar nuestros hábitos a un plano superior.

Adicciones

¿Qué es la adicción? En la definición más simple, la adicción es un hábito que no somos capaces o no estamos dispuestos a cambiar. Hay adicciones que pueden ser beneficiosas, como una adicción al desenvolvimiento divino, sin limitar su alcance. También puede ser visto como una inquebrantable dedicación a una causa - una obsesión. Algunos podrían no ver esto como bueno. Sin embargo, una adicción al desenvolvimiento divino finalmente conducirá a su propia trascendencia. Es una adicción a rendirse, una adicción al dejar ir - uno de los secretos esenciales de la devoción en los asuntos espirituales. Es *rendición activa*.

Por otro lado, hay adicciones que retardan nuestro progreso espiritual y nos pueden mantener al margen del progreso en muchas áreas de la vida. Estas son las adicciones que sostienen y se añaden a las obstrucciones al silencio interior dentro de nosotros. Estas pueden ser consideradas como químicas o psicológicas. Las adicciones más destructivas son una combinación de ambas. Una adicción destructiva es la que nos da una falsa sensación de bienestar mientras nos retiene de progreso real.

En cuanto a las cosas que comemos, tales adicciones pueden tomar muchas formas:

- Alcohol

- Tabaco

- La Cafeína

- Azúcar Refinada

- Suplementos de medicinas y alimentos

- Comer en exceso crónico de cualquiera o todos los alimentos

- Crónicamente no comer lo suficiente de todos los alimentos (anorexia)

Cualquiera de los puntos mencionados, abordado con moderación, no va a ser perjudicial. De hecho, el camino hacia la salud y la felicidad está pavimentado con moderación en todas las cosas.

Por otro lado, cualquier alimento o sustancia que se consume compulsivamente en exceso (incluso agua) puede ser considerado como una adicción negativa. En el otro lado de la misma, una obsesión con el consumo de menos puede ser una adicción negativa también (anorexia). Muchas adicciones no son reconocidas y se están perpetuando a sí mismas a través de hábitos inconscientemente obsesivos. Todos los tenemos. Gran parte de nuestro progreso espiritual está relacionado con la anulación de la conducta obsesiva, que retarda nuestro crecimiento natural.

¿Cómo superamos adiciones negativas? De la misma manera que superamos cualquier hábito, de comer u otro, que no nos permiten la salud y la felicidad. Siempre va a ser un viaje interior que conduce a entregarse a lo que es evolutivo y positivo dentro de nosotros. Prácticas de yoga están diseñadas para esto. Limpian el barro en el parabrisas de nuestro sistema nervioso y gradualmente todo se convertirá en mucho más claro, por lo que podemos navegar por la vida con más claridad y propósito.

En el caso de fuertes adicciones negativas, prácticas de yoga pueden no ser suficientes. En ese caso, tenemos la opción de recurrir a medios más directos para superar hábitos negativos compulsivos. El programa de doce pasos, originalmente desarrollado por Alcohólicos Anónimos, es el medio más eficaz conocido para hacer frente a una fuerte adicción negativa. Se ha ampliado para cubrir todo tipo de comportamiento compulsivo y adictivo. El programa de doce pasos es una clase de yoga. Se trata de admitir que no podemos cambiar por nosotros mismos, y rendirse a un *poder superior*. Tan pronto como somos capaces de hacer esto en cualquier avenida de nuestra vida, un gran poder surge para ayudarnos en nuestro tiempo de angustia. El programa de doce pasos es una forma especializada de la aplicación de los principios de la voluntad y entrega para superar una adicción negativa, lo que lleva a una vida más sana y feliz.

Vuelos de la Suposición

Existe la idea por ahí que si un poco de algo es bueno para nosotros, entonces un montón será aún mejor. Algunos lo toman hasta el punto de que si hacemos sólo que una cosa, entonces esto seguramente nos libra de todo lo que nos aflige y nos lleve (¡y el mundo entero!) también a la iluminación. Por desgracia, no funciona de esa manera. Este tipo de conducta obsesiva puede ser llamado el *síndrome de la bala mágica*, o un *vuelo de la suposición*.

Para hacer un progreso constante en la vida, se necesita una amplia aplicación de prácticas espirituales apoyando un movimiento gradual hacia hábitos de vida saludables. El enfoque de la *bala mágica* para el diseño de una mejor dieta y estilo de vida es una manifestación de la misma conducta compulsiva que encontramos detrás de las adicciones negativas. Se agrava por la mente racional asumiendo que cuanto más de esta cosa que hacemos mejor estaremos. En cierto sentido, la tendencia a perseguir vuelos de la suposición es más problemática que una adicción negativa reconocida. Un vuelo de la suposición puede continuar durante mucho tiempo. Cuando finalmente termina, muchas razones de su fracaso pueden ser conjuradas y asignadas en otros lugares, y la persona involucrada en ella puede pasar al siguiente vuelo de la suposición atreves de la bala mágica. Es similar a una adicción negativa. Algunos de nosotros pasamos por todo en la vida de esta manera, buscando el santo grial, sin saber que el santo grial está en nosotros todo el tiempo, que se encuentra en un enfoque moderado constante que abarca una integración de métodos espirituales efectivos y las buenas opciones de estilo de vida que serán el resultado natural.

Conseguir un poco de sol en forma regular puede ser saludable. ¿Estar tomando el sol (o mirando al sol) durante horas a la vez es saludable? No, no lo es.

Tomar un par de suplementos de vitamina cada día puede mejorar nuestra nutrición. El consumir diez, o veinte, o cincuenta suplementos de vitamina cada día ¿va a mejorar nuestra nutrición? Tal vez, y muy posiblemente traiga una gran cantidad de efectos secundarios indeseables, así, como algunos que pueden comprometer seriamente nuestra salud.

Del mismo modo, el uso juicioso de los medicamentos con receta y sin receta puede aliviar el sufrimiento y prolongar la vida. Pero ¿necesitamos un medicamento para cada hipo que podemos experimentar? Los programas de marketing agresivos de las compañías farmacéuticas nos dicen que si (por sus propias razones), pero sabemos mejor en nuestro silencio interior.

Obviamente, es bueno consultar a los profesionales al considerar la utilización de suplementos y recetas de medicamentos, sobre todo si se sospecha un problema de salud grave. Sin embargo, si se llega al punto en que estamos usando pastillas para compensar un estilo de vida poco saludable, o estamos tomando medicamentos para tratar los efectos secundarios de otras drogas, entonces algo está seriamente mal. Es el *vuelo de la suposición* fuera de control. Puede suceder en los entornos más profesionales. Vuelos de la suposición no se limitan a los individuos. Así, pueden correr rampante en nuestras instituciones.

Podemos ver que, incluso en la mayoría de los esfuerzos orientados a la salud, el exceso puede ocurrir, llevando a los rendimientos decrecientes. Esto puede ser un gran obstáculo para nuestra salud y el progreso espiritual, como cualquier otro tipo de vida no saludable.

Alucinógenos y Yoga

En las culturas indígenas del mundo (incluyendo en la antigua India), la experiencia espiritual a veces se ha asociado (y ritualizado) con la ingestión de sustancias alucinógenas derivadas de las plantas. En los tiempos modernos, el uso de tales sustancias con fines recreativos se ha convertido en común, especialmente mariguana, ciertos tipos de hongos y sustancias sintéticas, especialmente el LSD, que se elevó a la fama en la *contracultura juvenil* de los años 1960 y 1970. Muchos de esa época dan un poco de crédito a sus experiencias con drogas para ayudar a lanzarlos en caminos espirituales serios y sin drogas más adelante. No se puede negar. Esto nos deja con dos preguntas pendientes.

En primer lugar, ¿es necesario tener experiencias con drogas para embarcarse en un camino espiritual? La respuesta es, obviamente, no, hay muchos que persiguen el despertar espiritual sin experiencia con drogas. Sin embargo, se puede decir que en muchos casos, algún tipo de estado alterado de conciencia inicial condujo a la inspiración y el deseo de un despertar más permanente. Tal experiencia inicial puede ser causada por un accidente, una enfermedad, un despertar interior espontáneo, una visión espiritual, o cualquier otro evento que altera la vida. O tal vez el aspirante simplemente conoce por dentro de que hay algo más en la vida que está ofreciendo la sociedad del conocimiento convencional. La semilla del deseo espiritual puede germinar por muchas causas. En última instancia, la llamada viene de adentro.

Las drogas son sólo una de las muchas maneras que la gente se puede inspirar a seguir una posibilidad más amplia. En casi todos los casos en los que se experimenta un estado alterado inicial, sólo será una vista previa, y no el inicio de la permanente transformación espiritual. Es importante reconocer que ninguna experiencia espiritual en particular no constituye un resultado final. Para avanzar hacia un resultado final en términos de progreso espiritual, una estrategia diferente es necesaria, una que promoverá de forma sistemática y gradualmente la purificación y la apertura del sistema nervioso para todas sus posibilidades.

Esto lleva a la segunda pregunta: ¿Son los medicamentos una ayuda en la práctica de yoga en curso? Si hay algún beneficio inicial que se encuentra en la experiencia artificial producida por las drogas, entonces la repetición de esa experiencia no es probable que nos lleve más lejos. Asumir lo es otro vuelo de la suposición - el síndrome de la bala mágica. En el caso de continuar con las drogas alucinógenas para recrear un tipo de experiencia particular, estaremos produciendo el efecto contrario por debajo - la adición a las obstrucciones interpuestas en lo profundo de nuestro sistema nervioso.

El desarrollo espiritual no es principalmente acerca de tener una experiencia cumbre temporal. Más bien, es un despertar natural y permanente, que sólo puede lograrse a través de una profunda purificación interna en curso. Es por esto que cualquier persona dedicada a la meditación profunda diaria encontrará impulsos para las sustancias que producen experiencias artificiales. Esto se aplica a las drogas alucinógenas, el alcohol, el tabaco, la cafeína y los hábitos alimenticios que retardan la expresión natural de la luz divina que surge de dentro de nosotros.

Ayuno

La restricción o eliminación de la ingesta de alimentos durante un tiempo, conocido como el *ayuno*, es una práctica antigua que se puede encontrar en la mayoría de las tradiciones espirituales del mundo. En estos días, se ha ritualizado en las religiones hasta el punto de ser poco más que una ocasional observancia ceremonial. Sin embargo, hay un gran valor oculto en el ayuno que está siendo redescubierto en los tiempos modernos a medida que más gente ha tratado de revelar las verdades subyacentes en su religión y la eficacia de los métodos espirituales que han sido utilizados por los profesionales serios desde hace miles de años.

El principio detrás de ayuno es simple. Cuando el cuerpo se le da la oportunidad de tomar un descanso de procesamiento de alimentos, se purificará a sí mismo. Sus recursos energéticos son naturalmente redirigidos de la digestión y la asimilación, y se dedican plenamente a la realización de una limpieza interior. En este modo, el cuerpo es mucho más capaz de superar la enfermedad y las obstrucciones en los órganos, tejidos y sistema nervioso, incluyendo los bloqueos neurobiológicos sútiles dentro de nosotros que son los inhibidores principales de nuestro desarrollo espiritual. Así, el ayuno prudente es a la vez una terapia eficaz de la salud y una importante práctica espiritual.

El ayuno es un aspecto de la *dieta*, porque la dieta no es sólo acerca de lo que estamos comiendo, sino también de lo que no estamos comiendo. Mientras, en el sentido más estricto, el ayuno es de no comer nada durante un período de tiempo, el *efecto del ayuno*, También se puede observar estar trabajando en un grado u otro a través de toda la gama de nuestros hábitos alimenticios. En otras palabras, los beneficios de salud y espirituales por comer una dieta ligera y nutritiva se deben en gran parte al *efecto del ayuno*, que es una condición de funcionamiento interno que proporciona a los procesos naturales del cuerpo una mayor oportunidad de participar en la limpieza, purificación y apertura.

Así, mientras que un purista puede considerar algo más que el consumo de alimentos de cero a no estar en ayuno, estamos más interesados en los resultados prácticos que se pueden lograr al moderar la ingesta de alimentos en diversos grados en diferentes momentos. Esto nos lleva de vuelta a nuestra principal discusión acerca de la dieta, que es de lo que estamos haciendo con la comida todos los días, si estamos haciendo un ayuno, o simplemente favoreciendo hábitos alimenticios más ligeros y nutritivos. Ambos estarán estimulando el efecto del ayuno en diversos grados.

El objetivo en el sistema de AYP es utilizar de manera efectiva todos los principios conocidos de la transformación espiritual humana a través de la integración y optimización de las prácticas efectivas. Esto, por necesidad, nos alejara de las actitudes extremistas acerca de cualquier método espiritual particular. Al igual que con la dieta, las actitudes sobre el ayuno que vemos en el mundo también pueden tener una tendencia hacia una extrema mentalidad sobre la *bala mágica* y los *vuelos de la suposición*, con la correspondiente pérdida de enfoque en el mantenimiento de un enfoque equilibrado. Los enfoques extremos que pueden surgir a medida que exploramos estos métodos no invalidan la utilidad de los mismos principios básicos. Sólo tenemos que encontrar un enfoque moderado y racional.

Aquellos que persiguen enfoques extremos pueden distorsionar el valor real que se pueden encontrar en el método que están promoviendo fanáticamente. Vamos a no dejarnos llevar por los puntos de vista extremos, y tomar el camino del medio que tiene una buena ventaja de sólidos principios de la transformación espiritual que conduce a un progreso constante con la seguridad.

Comenzamos con las prácticas espirituales estables como la meditación profunda y la respiración espinal pranayama. Y luego hablamos de la aparición natural de hábitos alimenticios saludables y espiritualmente evolutivos. Tomamos decisiones sobre estas cosas como nuestra conciencia se expande desde adentro y como nuestra neurobiología busca un mayor modo de funcionar de forma natural. Es lo mismo si tenemos en cuenta el ayuno. Ya nos hemos estado moviendo en esa dirección.

Hay varias maneras de abordar el ayuno. Esto dependerá de nuestras preferencias personales, y también cuando se inicia en nuestra salud metabólica.

La forma más sencilla de añadir más los *efectos del ayuno* en nuestra rutina diaria es omitir una comida durante varios días seguidos. Nuestra capacidad para hacerlo dependerá en gran medida de nuestro nivel de confort. Para algunos, va a ser muy incómodo y difícil. Para otros, bastante fácil. Es un buen lugar para comenzar con nuestro propio experimento en el ayuno. Saltarse una comida no significa comer el doble en la próxima comida. Esto significa la reducción de la ingesta total de alimentos por un día, el valor de una comida, o por varios días si encontramos que sea cómodo.

Para aquellos con una condición médica como la hipoglucemia o diabetes, donde la reducción del consumo de alimentos podría ser peligrosa, un médico debe ser consultado antes de emprender cualquier tipo de ayuno.

La ventaja del enfoque de omitir comidas es que es fácil para casi cualquier persona hacerlo en cualquier momento, para empezar a experimentar el efecto del ayuno. La desventaja en el enfoque de omitir comidas es que podemos notar el malestar que se expresa como el *hambre*. Con un ayuno sin ingerir ningún alimento durante varios días o más, la incomodidad que se encuentra generalmente no es el hambre, porque ésta pasa. Entonces lo conocemos por lo que es - los síntomas de abstinencia biológicos asociados con la dependencia en la ingestión habitual de alimentos. Nadie va a morir de hambre en pocos días o incluso un par de semanas sin comida. Pero muchos se han sentido como si estuvieran muriendo de hambre, debido a los síntomas de abstinencia asociados con la ausencia de no ingerir alimentos después de sólo unas pocas horas. Curiosamente, aquellos que están en un largo ayuno no sienten hambre, una vez se que se ha producido el ajuste inicial. Para aquellos que tienen experiencia con el ayuno durante varios días, la incomodidad pasa hasta mucho más tarde, cuando una verdadera hambre retorna. Esta última etapa del hambre es una señal de que el ayuno puede terminar de forma natural.

Los líquidos son otra cosa. Ningún ayuno jamás debe llevarse a cabo sin una adecuada hidratación. Nuestro cuerpo necesita agua sobre una base diaria para seguir funcionando, estemos ayunando o no. En un ayuno estricto, es necesario sólo agua para continuarla. También está popular el ayuno con jugo, que añade nutrientes, particularmente de azúcar, que es una fuente de energía. Para los que se inclinan hacia el malestar continuo durante un ayuno, un ayuno de jugo puede ser preferible.

Cada uno de nosotros encontraremos nuestro propio equilibrio. Para muchos de nosotros, moviéndonos gradualmente hacia una dieta ligera y nutritiva puede ser más que suficiente. Esto también implica el efecto del ayuno - aligerando la carga del procesamiento de alimentos en el cuerpo por lo que nuestras energías pueden apoyar mejor a nuestros procesos internos de la purificación y la apertura, y también la producción de sustancias refinadas directamente relacionadas con nuestra emergente iluminación.

Esto nos lleva a la cuestión sobre kundalini de nuevo, que es el aumento de la conductividad extática y luminosidad en nuestro cuerpo, facilitado por los refinamientos asociados en la digestión.

Si nos estamos ajustando a un despertar de kundalini, debemos seguir las directrices de la dieta antes mencionadas, lo que a veces inclinara hacia una dieta más pesada y comer con más frecuencia para templar el fuego en el tracto GI. Durante esta etapa de nuestro desarrollo interno, el ayuno no será aconsejable, ya que puede acelerar el proceso de purificación y exacerbar los síntomas de kundalini.

El ayuno es más útil antes de que hayamos despertado nuestras energías internas y, a continuación, más adelante, cuando nuestra neurobiología superior se ha estabilizado. Durante el período intermedio del despertar la energía kundalini y el ajuste, vamos a ser sabio para ajustar nuestros hábitos alimenticios para apoyar eso. Hay un tiempo para todo, y todo en su propio tiempo.

En caso de enfermedad, el ayuno se puede combinar con Amaroli (terapia de la orina) para aplicar los poderosos efectos combinados curativos naturales que proporcionan estas dos prácticas. Esto se discute en el Capítulo 4.

El ayuno también se puede combinar con mirar el sol y técnicas de respiración, que profesan proporcionar los medios para sostener la vida de la luz solar y el aire, sin la ingestión de alimentos. Si esto es cierto o no queda por investigar por la ciencia moderna. Si existen tales habilidades dentro de nosotros, podemos encontrar signos de su manifestación como resultado de la práctica de yoga a largo plazo. Centrándose en estos fenómenos a la exclusión de la meditación profunda, respiración espinal pranayama y otras prácticas de yoga será probablemente prematuro. Seamos conscientes de nuestra tendencia a quedar atrapados en *vuelos de la suposición*.

La bendición de una práctica espiritual autodirigida y con control de ritmo es que podemos hacer ajustes en nuestras prácticas como sea necesario para acomodar nuestro desenvolvimiento interior. Esto se aplica a la evolución de nuestra dieta a largo plazo, y para el uso juicioso de ayuno de acuerdo a nuestras preferencias y necesidades.

La Conexión Entre Cuerpo-Mente-Espíritu

Sabemos por la física moderna que no hay nada aquí excepto pedacitos minúsculos de la polaridad de la energía interactuando entre sí para formar la apariencia y la esencia de este mundo que conocemos. Del mismo modo las escrituras del mundo, en una terminología u otra, apuntan a un omnipresente, no manifestado espíritu que impregna y mantiene todo lo que se manifesté.

Es un misterio, realmente no hay nada aquí en absoluto. Y sin embargo, aquí vamos sobre el negocio todos los días de nuestras vidas.

Mientras que muchos han dado testimonio durante siglos a los profundos beneficios de la realización de nuestra naturaleza espiritual, muchos de nosotros seguimos siendo poco convencidos, aun cuando nuestras grandes instituciones religiosas destacan como recordatorios constantes (aunque, distorsionadas a veces) de lo que los sabios y los profetas han vivido y compartido a través de los siglos.

El mensaje es simple. Somos espíritu eterno, que se manifiesta a través del cuerpo y la mente. En nuestros corazones sabemos que esto es cierto, porque es en el corazón donde estamos unidos en la *Unidad*, y experimentamos directamente que estamos constantemente conectados en cuerpo, mente y espíritu.

Dentro del cuerpo humano, existen numerosos procesos trabajando que apoyarán de forma natural nuestra evolución hacia la plena realización, si nos animamos a hacerlo. Esta es la esencia del yoga, la aplicación de una serie de métodos que conduce a la plena expresión del espíritu a través de nosotros. Se le ha llamado el surgimiento de la *quietud en la acción*, o el aumento del *derramamiento del amor divino*. Este es nuestro destino cuando viajamos en la escala evolutiva.

La comida que comemos tiene una relación directa con nuestra evolución. Aunque no sea el principal medio para la transformación espiritual, la comida desempeña una importante función de apoyo, especialmente a medida que nos volvemos más avanzados en nuestro camino. No podemos forzar nuestra evolución cambiando nuestra dieta, pero podemos mejorar nuestro progreso por hacer caso a la llamada interior.

A medida que nos elevamos en nuestra sensibilidad a través de la meditación profunda diaria, vamos a escuchar la llamada y ajustar nuestros hábitos de manera que puedan mejorar drásticamente nuestra comprensión de la conexión entre mente/cuerpo/espíritu. Con el tiempo, vamos a llegar a saber que esta conexión abarca todos y todo. A través de la experiencia directa, llegamos a conocernos a nosotros mismos como la *Unidad*, y nos comportamos de acuerdo en nuestros asuntos diarios, sirviendo al bien común mientras servimos al nuestro propio.

Capítulo 3 - Shatkarmas para la Limpieza

Las prácticas principales de yoga que podemos optar por emprender incluyen meditación profunda, respiración espinal pranayama, asanas, mudras, bandhas y otras. Estas (meditación en especial) provocarán una llamada desde adentro de nosotros, lo que nos puede llevar a una dieta más pura, más sana. Además, también podemos sentirnos llamados a participar en métodos físicos que purifican aún más nuestro cuerpo y el sistema nervioso. De hecho, asanas, mudras, bandhas, e incluso pranayama (técnicas de respiración) entran en esta categoría, y pueden ser estimuladas a la acción por la meditación profunda.

Los shatkarmas son técnicas específicas de limpieza que se dirigen hacia los canales interiores del cuerpo, especialmente en el tracto gastrointestinal (GI), fosas nasales y senos paranasales, que tienen un impacto significativo en el flujo de energía neurobiológica (éxtasis) en todo el cuerpo. Shatkarmas también incluyen nuestra higiene normal relacionada con el baño y la limpieza de los ojos, oídos y boca. Estos no serán discutidos mucho aquí, ya que se asume todo el mundo tiene una rutina de higiene básica. Lo que se tratará en detalle son los métodos que pueden no ser tan familiares, que van mucho más allá de la higiene básica como ejercida en la cultura moderna.

Existe cierta superposición entre los shatkarmas y otros aspectos del yoga como mudras, bandhas y pranayama. La principal diferencia estará en la capacidad que tenemos de incorporar a nuestra rutina una práctica de asanas y prácticas sentadas, frente al lavado de los pasajes internos del cuerpo con agua, que se llevará a cabo por lo general en el baño. Nos centraremos principalmente en estos shatkarmas, ya que proporcionan mejoras significativas para nuestra purificación y apertura, además de las muchas prácticas que ya hemos cubierto en los escritos de AYP.

Los shatkarmas que cubriremos aquí incluyen:

- Jala Neti (lavado nasal)

- Basti (limpieza de colon/enema)

- Dhauti (lavado intestinal)

Shatkarmas adicionales se discuten en relación a nuestra rutina diaria de las prácticas de yoga. Estas incluyen Nauli (girar los músculos abdominales), Kapalbhati (exhalación repentina, un método de pranayama que limpia los nervios), y Trataka (un método para los ojos/contemplando la atención).

Todos los shatkarmas tienen una relación profunda en nuestra rutina general de las prácticas de yoga. Antes de entrar en las técnicas por sí mismas, vamos a ver cómo shatkarmas se refieren en general a nuestro programa completo de prácticas, e nuestra iluminación emergente.

Purificación e Iluminación Corporal

Se ha dicho que el cuerpo humano es la *Ciudad de Dios*. También podemos decir que el cuerpo humano y el sistema nervioso, en particular, es una *ventana a lo divino*. Prácticas de yoga están diseñadas para ayudar en la limpieza de la ventana para que pueda brillar a través de la plena luz de nuestras internas cualidades divinas. Esto se experimenta como el aumento de la paz interior, la creatividad, la energía y una visión más iluminada del mundo. Es por eso que la etapa final del proceso de purificación y de apertura se llama *iluminación*.

¿Puede esta purificación y apertura lograrse sólo a través de medios físicos? No. Las medidas físicas tales como los métodos de la dieta y de limpieza que se describen en este libro y en otros libros de AYP de posturas (asanas), mudras, bandhas, prácticas sexuales tántricas, etc., cubren la parte física (energética) de nuestra purificación y apertura. Funciona mucho más profundo que eso, y es por eso que deseo espiritual (bhakti), la meditación profunda, respiración espinal pranayama, y otros métodos que implican el corazón, la mente y la respiración, reciben mucha atención en el esquema general de nuestras prácticas de yoga. Los métodos no-físicos del yoga van mucho más allá de los métodos físicos.

Por otro lado, los métodos físicos son una parte esencial del amplio alcance de yoga que se resumen en las *ocho ramas del yoga* de Patanjali.

Siempre existe la pregunta de qué hacer primero a medida que construimos nuestra rutina de la práctica de yoga. En el enfoque de AYP comenzamos con meditación profunda y respiración espinal pranayama antes de que nos movamos en métodos más físicos. Con esta orientación, las ganas de participar en métodos físicos pueden surgir de forma automática. No es raro para los que se dedican a la meditación profunda diaria a favorecer de forma natural una dieta más nutritiva y ligera, mejor higiene, e incluso posturas de yoga y maniobras físicas internas (mudras y bandhas). A esto lo llamamos *yoga automática*, que se inspira en el ascenso del silencio interior. Es la evidencia de que todas las ramas del yoga son residentes en nuestro interior y conectadas de forma natural. Activa una extremidad del yoga, y todas las demás serán estimuladas. Cuanto más profundo es el método que elegimos (como meditación profunda) más se estimulan las otras ramas.

Dependiendo de dónde estamos en nuestro camino de purificación y apertura, métodos físicos tales como los shatkarmas, pueden desempeñar una función más o menos en nuestra apertura. Por ejemplo, si estamos al borde de un despertar de la energía, o entrando en una función, shatkarmas pueden llegar a ser muy importante. Esto es debido a nuestros canales físicos internos siendo transformados a un nivel más alto de funcionamiento, y la limpieza de la nariz, los senos paranasales y pasajes del tracto GI mejorarán estos procesos refinados. Así que podemos sentir un fuerte deseo de participar en shatkarmas en ese momento.

Shatkarmas también podrán realizarse por razones de salud. No hay duda de que una amplia gama de prácticas de yoga, incluyendo shatkarmas, puede ser un gran beneficio para nuestra salud física.

Tomar medidas proactivas con dieta y shatkarmas puede poner en marcha el progreso interno en las primeras etapas de nuestra práctica de meditación profunda. Después de unos meses de meditación profunda diaria, si parece que no está sucediendo mucho en el camino de efectos positivos en nuestra actividad diaria, a continuación, pueden ayudar las medidas dietéticas y shatkarma. Por supuesto, esto sólo puede resultar si existe un fuerte deseo espiritual (bhakti) que emerge desde el interior a participar en estas medidas adicionales, lo cual es una señal de que meditación profunda está trabajando para elevar nuestro anhelo de progreso.

<u>Todas las prácticas de yoga están conectadas dentro de nosotros.</u>

Así pues, si nos inclinamos hacia hacer shatkarmas ahora o más adelante, podemos estar seguros de que estará en concierto con nuestros deseos espirituales, meditación profunda y otras prácticas en que estemos inmersos. Y, del mismo modo, como hacemos shatkarmas, esto también tendrá un efecto estimulante sobre las otras prácticas.

En muchos casos, shatkarmas no podrán en absoluto llevarse a cabo. No hay una regla que dice que todos los practicantes de yoga deben participar en todos los aspectos del yoga. Lo sabremos cuando estamos siendo llamados, por los síntomas y los impulsos que vienen de adentro de nosotros. Nosotros podríamos no estar inclinados a realizar algunas prácticas, y eso está bien. Si estamos encontrando un buen progreso y más felicidad y satisfacción en nuestra vida, eso es lo que importa.

Las ganas de participar en shatkarmas puede ser fuerte en un punto en nuestro camino, y luego decaer más tarde, ya que nuestro sistema nervioso se vuelve más autosuficiente en sostener el funcionamiento más alto asociado con la conductividad extática y la luminosidad (kundalini). En este sentido, shatkarmas son diferentes de meditación profunda, respiración espinal pranayama y algunas de las otras prácticas que podamos continuar con al día a día durante toda la vida. Se pueden necesitar shatkarmas en el principio o el medio, pero no con frecuencia cerca del final de nuestro viaje. Shatkarmas pueden ser vistos como una especie de *rueda de entrenamiento* para nuestros procesos de éxtasis interiores. A medida que estos procesos encuentran su camino, podemos estar menos inclinados a utilizar la rueda de entrenamiento. Esto también puede suceder con la dieta, que es menos crítico en el final de lo que puede estar en las etapas iniciales o intermedias de nuestro viaje espiritual.

Grandes sabios han ocasionalmente desenfatizado las obsesiones de la dieta de las personas con menos experiencia y desarrollo, yendo tan lejos como para demostrar que podían comer casi cualquier cosa sin efectos adversos.

Un tamaño no sirve para todos en materia de dieta y shatkarmas, y es en gran medida una cuestión de escuchar nuestra propia llamada interior en el camino y la utilización de estos métodos como inspirados por dentro. Nuestras inclinaciones probablemente cambiarán a medida que nuestra purificación y apertura avanzan con el tiempo, primero en una mayor atención a la dieta y shatkarmas, y tal vez con el tiempo a menos atención en estas cosas a medida que avanzamos hacia las glorias de permanente silencio interior, la dicha extática, y la efusión divina de amor.

Entonces, la llamada que oímos la mayor parte del tiempo será para irradiar la alegría de todo el mundo en forma de servicio a los demás, y la investigación constante en nuestra naturaleza unificadora infinita. Todas nuestras prácticas de yoga son escalones a eso. Todas son métodos de purificación conduciendo a la iluminación.

La Limpieza de la Boca, Fosas Nasales y Senos Paranasales

Si estamos buscando para mejorar nuestra salud, o avanzar en nuestro progreso espiritual, la limpieza de la boca, fosas nasales y los senos, puede ser una actividad importante. No todo el mundo tendrá que hacer esto más allá de los métodos básicos de higiene oral, pero es bueno saber que, según sea necesario, podemos hacer más.

Una vez que el sistema nervioso está listo para comenzar a abrir extáticamente (kundalini), la limpieza en las fosas nasales y senos puede llegar a ser especialmente significativa. La neurobiología del cerebro influenciada por los mudras como sambhavi y kechari también empata con esto. Así que hay un propósito más elevado de estos métodos de limpieza.

Boca y Lengua

Todos hemos sido educados (con suerte) a practicar una buena higiene oral por cepillarse los dientes todos los días y el uso de hilo dental con regularidad para eliminar el sarro (placa) de nuestros dientes. Hay diferentes opiniones sobre el uso de enjuagues bucales antisépticos, por lo que se sugiere ir en eso con la intuición. Nuestros hábitos de higiene oral mejorarán a medida que avanzamos en el yoga.

Un método de yoga que se puede agregar a la higiene oral diaria, cual pocos pueden estar expuestos en la sociedad moderna, es *raspar la lengua*. A veces, el cepillado de la lengua con el cepillo de dientes se recomienda después de cepillarse los dientes. El equivalente de yoga de esto es raspar la lengua, que es mucho más eficaz para eliminar el sarro y sus bacterias residentes de la lengua. Esto implica el uso del borde de una pieza recta de metal o plástico para raspar la parte superior de la lengua hacia adelante de la zona justo en frente de las papilas gustativas. Una herramienta más eficaz para esto es una tira plana de metal que se ha doblado en forma de "U". El borde curvado puede ser utilizado para raspar hacia delante en la parte superior de la lengua, cubriendo la superficie superior de un solo golpe, o varias repeticiones.

La cantidad de sarro recogido con raspar la lengua de esta manera superará lo que puede lograrse con un cepillo, y así reducirá en gran medida la cantidad de recogida de sarro en los dientes.

Por supuesto, el sarro excesivo en la lengua y los dientes puede ser un signo de un desequilibrio en la dieta y/o el estado general de salud. Si ese es el caso, podemos dar un paso más atrás y considerar nuestro estilo de vida para hacer frente a las causas fundamentales de exceso de proteínas y bacterias (sarro) acumuladas en la boca. Si hacemos esto, nos encontraremos con una boca más limpia y mucha mejor salud también.

La condición de nuestra boca en cualquier punto en el tiempo es una indicación visible de la condición del resto de nuestro cuerpo, y la calidad de vida que hemos estado viviendo.

Pasajes Nasales y Senos Paranasales - Neti Pot

Las fosas nasales y senos tienen una función clave en la neurobiología de la transformación espiritual humana y el aumento de la iluminación. Es a través de esta región que se produce una conexión íntima entre el cerebro y el resto del sistema nervioso. Entonces limpieza diaria de las fosas nasales y los senos puede ser deseable en ciertos momentos a lo largo de nuestro camino. Sabremos intuitivamente cuándo es el momento para esto. También hay beneficios significativos para la salud que se encuentran en saber cómo limpiar estos tejidos delicados.

El método del yoga de vejez para la limpieza de las fosas nasales y los senos se llama *jala neti o lavado nasal*, que es pasar agua con sal a través de una forma segura y cómoda. Varios métodos de mudras y pranayama trabajan en las fosas nasales y senos también, sin utilizar agua. Estos incluyen *yoni mudra, kechari mudra, sambhavi mudra, bastrika pranayama* y *kapalbhati* (abajo).

La forma más sencilla de empezar a hacer jala neti es con una *neti pot*, que es como una pequeña tetera con un pico que se adapta cómodamente en la fosa nasal. Se obtiene fácilmente a través de cualquier tienda de suministros de yoga. Con agua salada adecuadamente mezclada en la neti pot y la boquilla insertada en una fosa nasal con la cara sobre el lavabo, y luego se gira la cabeza hacia un lado para que el agua entre en la fosa nasal. A partir de ahí correrá a través de las fosas nasales, por encima del borde posterior del tabique nasal (el divisor entre las fosas nasales izquierda y derecha), y de vuelta a través de la otra fosa nasal y en el lavabo, como se ilustra aquí:

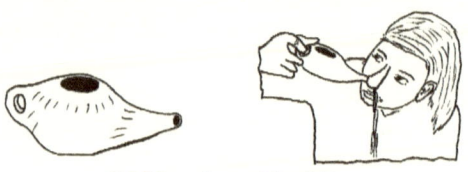

El Uso de un Neti Pot

Esto se hace primero a través de una fosa nasal y, a continuación, a través de la otra fosa nasal. El orden no importa. Siempre y cuando la cabeza se inclina hacia adelante durante este procedimiento, agua no encontrará su camino hacia la garganta. Un poco podría extenderse a la boca, y puede ser expulsada fácilmente a través de la boca. (Consulte la sección siguiente en hacer jala neti utilizando un tazón.)

En el curso de hacer este procedimiento fácil con una neti pot, los senos también se llenarán de la solución salina, masajeando suavemente y limpiando. Una vez que ambas fosas nasales han recibido y vaciado la neti pot, y han drenado, tomará unos minutos más para drenar los senos paranasales. Esto se hace inclinando lentamente la cabeza hacia la izquierda y la derecha, y luego hacia arriba y hacia abajo sobre el lavabo. El agua continuará a salir de los senos durante unos minutos, así que tenga paciencia. Si sales del baño demasiado pronto, ¡usted puede terminar drenando los senos nasales en la alfombra de la sala!

La cantidad de sal que ponemos en el agua es importante, ya que determina la comodidad (o falta de ella) que encontraremos en hacer jala neti.

Obviamente, si la práctica nos da molestias, no estaremos inclinados a hacerlo. Por eso, conseguir el contenido de sal adecuado es esencial. Todo el mundo será un poco diferente en esto, así que un poco de ensayo y error, probablemente, será necesario para obtener el contenido de sal justo para usted.

Agua ligeramente caliente puede ser utilizada, si el agua es sanitaria. Se prefiere utilizar la sal pura, sin aditivos, tales como yodo. Una o dos cucharaditas por cuarto o litro de agua es una gama de concentración, lo que se traduce en alrededor de la mitad de una cucharadita por litro o medio litro. Para una pequeña neti pot, unos pellizcos de sal serán adecuados.

Los ajustes al contenido de sal se realizan en función de cómo se siente pasar por nuestras narices. Todo el mundo es un poco diferente en esto, y los intervalos anteriores son aproximados. Si hay demasiada sal o demasiado poco, puede haber sensaciones de picazón u otros signos de malestar, y debemos ajustar nuestro contenido de sal en consecuencia. No hay daño permanente como resultado del uso de la concentración de sal incorrecta, pero no es divertido, ya sea, por lo que debemos hacer los ajustes necesarios. Cuando el contenido de sal es correcto para nosotros, *no habrá ninguna molestia en absoluto* cuando el agua pasa a través de los tejidos nasales y senos paranasales sensibles. Así es como vamos a saber que tenemos el contenido de sal correcto. Experimente y vea por usted mismo.

Es así con muchas de las prácticas de yoga. La aplicación más cómoda de una práctica de yoga es generalmente la mejor aplicación. Por eso siempre mantenemos control de nuestro ritmo.

Jala neti se puede realizar todos los días como parte de nuestra higiene de la mañana, o según sea necesario. Para los practicantes más avanzados, el neti pot puede ser reemplazado con un tazón. Jala neti también se puede combinar con amaroli (discutido en el próximo capítulo).

Pasajes Nasales y Senos Paranasales - Tazón de Agua
Una vez que hemos dominado el neti pot, nos podemos sentir como si nos gustaría tener una limpieza

más profunda de nuestras fosas nasales y senos paranasales. Esto significa usar más agua que puede ser suministrada en una vez con el pequeño neti pot. Por supuesto, podemos volver a llenar el neti pot y correr más agua a través. También hay otro camino, que es utilizar un tazón en lugar del neti pot, y tirar el agua directamente a través de nuestras vías nasales con presión negativa de los pulmones, en lugar de una neti pot, que depende de la gravedad para pasar el agua a través de las fosas nasales.

El uso de un tazón para jala neti es un procedimiento más avanzado, pero al considerarlo no es tan difícil o arriesgado como podría parecer.

Puede ser un viaje corto de la neti pot a succionar agua con sal de un tazón con ambas fosas nasales y expulsándola por la boca. El tazón de esta manera se puede vaciar en unos pocos ciclos. El agua también puede ser expulsada a través de la nariz, pero es más desordenado. La faringe nasal es un recipiente natural para esta operación, e incluso tiene una "presa" en la forma del paladar blando inhibiendo que el agua corra hacia abajo en la garganta al inhalar hacia arriba a través de la nariz, que es el mismo efecto que cuando utilizamos la neti pot.

Usando el tazón es rápido y eficaz. La parte más larga de la misma está en la espera de los senos para drenar, lo que puede tardar unos minutos. Esto es cierto de cualquier forma de jala neti, pero especialmente cuando se hace un tazón entero, que puede ser una pinta (medio-litros) o más de agua.

Si esta forma de jala neti suena arriesgada, no lo es. Con este procedimiento, las instancias de inhalar agua serán prácticamente inexistentes. Tenemos una capacidad natural para manejar el agua de esta manera. Pero si el contenido de sal es demasiado o demasiado poco, no va a ser tan agradable, así que siga las indicaciones anteriores para obtener el contenido de sal ajustado justo para la comodidad.

Limpieza del Colon

Se ha dicho que muchas enfermedades se pueden curar a través de la limpieza del colon - el uso de enemas. Por lo tanto el aumento de la popularidad de esta práctica, e incluso el surgimiento de las *clínicas para la limpieza del colon*. Al igual que con tantas cosas en el yoga, un enfoque moderado puede ser muy útil para nuestro progreso espiritual y la salud. Pero una obsesión con cualquier práctica a expensas de todo lo demás puede ser contraproducente. Es con esa advertencia que discutamos la limpieza del colon, o *basti*.

El colon es la parte de los intestinos que va desde el apéndice en la parte inferior derecha del abdomen hacia arriba (ascendente), de derecha a izquierda, justo por encima del ombligo (transversal), y hacia abajo (descendente) el lado izquierdo del abdomen al recto y el ano.

Basti es un simple enema de agua tibia con una bolsa de gravedad, una manguera con pinza, y un inserto en el extremo, que encaja en el ano.

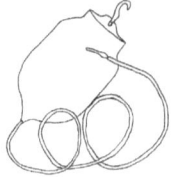

Bolsa para Enema

Un poco de agua caliente puede ser utilizada si está libre de bacterias. Si no es así, utilice agua embotellada. No se utiliza la sal. Con la bolsa colgada a unos pies por encima del ano, llene cuidadosamente el colon con alrededor de un cuarto o litro de agua (o menos), ya sea inclinado hacia adelante en el inodoro o acostado sobre el lado izquierdo. Para protegerse contra la infección del tracto urinario, se debe tener cuidado de no perder agua por el ano a la uretra - damas en especial. Espere unos minutos antes de la expulsión. Algo de nauli ligero (que se describe más adelante en este capítulo) se puede hacer mientras se está sentado en el baño, antes y durante el vaciado del colon. Este procedimiento fácil y rápido proporcionará una buena limpieza del colon.

Para los propósitos espirituales, basti se puede hacer todas las mañanas antes de bañarse y las prácticas sentadas, junto con jala neti/lavado nasal. Sin embargo, esto no es una rutina para los principiantes de yoga, ni necesaria para practicantes avanzados con conductividad extática bien establecida. Los shatkarmas son más útiles para los propósitos espirituales en el cultivo de la etapa media de la conductividad extática, hechos en conjunto con una rutina completa de yoga.

Por razones de salud, se podría preferir utilizar basti para el alivio en momentos de estrés, constipación y otros problemas digestivos.

¿Puede basti conviertise en un hábito que no podemos dejar de lado, llegando a ser dependiente del enema para limpiar nuestros intestinos? No necesariamente. Basti se puede utilizar a diario para propósitos espirituales durante mucho tiempo en apoyo de la rutina de yoga para ayudar al despertar de la conductividad extática. Entonces, en algún momento, cuando el despertar de éxtasis se ha vuelto fuerte y autosuficiente, basti puede suspenderse y a partir de entonces se utiliza sólo ocasionalmente.

Con los muchos cambios en el funcionamiento neurobiológico que se producen en el avance del yoga, la eliminación regular se convierte en parte de la neurobiología de éxtasis en general, pero para llegar allí, se necesita una transición (con una gama completa de prácticas). Los shatkarmas de limpieza, incluyendo basti, son parte de esa fase de transición.

Así que no hay prisa para comenzar basti y shatkarmas en general. Si somos nuevos en el yoga, es mucho mejor establecerse en la meditación profunda, respiración espinal pranayama y otras prácticas de yoga, y luego los shatkarmas estarán ahí cuando los necesitamos. Sabremos cuándo comenzar, basado en nuestras inclinaciones interiores, al igual que nosotros sabremos cuándo y cómo nuestra dieta puede cambiar como avanza el desarrollo interior.

Por otro lado, también podemos encontrar beneficios para la salud en el uso de basti, y esto puede ser otra razón para tomarlo con cualquier otro shatkarma que ayude a nuestra salud. Todo el mundo es diferente y tenemos necesidades diferentes. Sin embargo, la obsesión no es la razón correcta para llevar a cabo las prácticas de yoga, y sobre todo no excederse en ellas.

Obviamente, no queremos llegar a ser dependientes para siempre de basti para nuestra eliminación. Si se utiliza principalmente para fines de salud, entonces tal vez una o dos veces por semana será suficiente. Cuando las energías internas se están moviendo (kundalini), nuestro creciente bhakti nos hará saber cuándo es el momento de hacer más basti y otros shatkarmas. A veces, puede ser todos los días, y luego, más tarde, tal vez nada en absoluto.

En esta discusión, presentamos basti principalmente como una práctica espiritual. También se utiliza por muchos por razones de salud. Hemos hablado de una forma básica de basti, que puede hacerse por cualquier persona en el hogar. Para las aplicaciones de salud hay variaciones que pueden incluir más extensas enemas asistidas en un entorno clínico y enemas a base de hierbas que contienen diversas preparaciones en el agua del enema, o por vía oral en un momento anterior. Hay muchas variaciones disponibles para el uso de basti/enema.

Para nuestros propósitos, una rutina estable de práctica será el enfoque más efectivo durante el período de tiempo en nuestro camino (semanas o meses) que se necesita basti.

Lavado Intestinal

Un método más completo y exigente para la limpieza de la entera vía gastrointestinal (GI) es *dhauti*, o el *lavado intestinal*, lo que implica beber una gran cantidad de agua con sal. La sal impide la digestión inmediata, y el agua pasa a través de todo el tracto digestivo, limpiando todo en el sistema digestivo.

Este procedimiento ha sido utilizado por los practicantes de yoga desde hace muchos siglos, y algo similar al que se utiliza en los tiempos modernos para evacuar el tracto digestivo antes de un procedimiento médico importante como la cirugía.

Dhauti no se debe hacer a menudo. Se agota el sistema de productos bioquímicos naturales mucho más que con basti. Semanalmente se consideraría ser muy a menudo para dhauti, e incluso mensual es a menudo para este procedimiento. Varias veces al año es un enfoque más equilibrado para su uso.

Para realizar dhauti, bebemos dos cuartos o litros de agua con sal (dos cucharaditas de sal por cuarto o litro) lento pero vaso por vaso sobre unos quince minutos. Haciendo un poco de nauli ligero (véase más adelante) entre vasos de agua está bien para ayudar en el flujo interno. Entonces te acuestas sobre el lado izquierdo (para mejor flujo a través de los intestinos) durante 20 minutos. Luego vaya al baño, si es que el impulso no te ha enviado ya.

Lo mejor es planear en por lo menos 30 minutos de la eliminación de vez en cuando, y luego acostarse y descansar después. La sal hace que el agua pase directamente a través de todo el tracto GI para una gran limpieza. Además de la limpieza, este procedimiento puede ser temporalmente agotador, debido a la pérdida de productos bioquímicos y esencias vitales en el tracto GI.

En verdad, basti (enema) es un método más práctico. Se puede hacer mucho más fácil y rápidamente sobre una base diaria, si se desea y no es agotador. De hecho, basti aumentará el flujo de energía interior, una vez que la conductividad extática comienza a surgir en la neurobiología. Basti estimula mayor digestión en el tracto GI, corriente arriba desde el colon, mientras que dhauti suspende temporalmente toda la digestión hasta que el tracto gastrointestinal se recupera de estar completamente purgado. Es por esto que se recomienda utilizar dhauti con moderación, sobre todo cuando la conductividad extática está aumentando.

Más Shatkarmas

Hay seis shatkarmas tradicionales. Hay muchos más, tantos como los impulsos internos que el yoga puede evocar, entre ellos se cubren aquí numerosas variaciones sobre los shatkarmas. Los seis son *jala neti* (lavado nasal), *basti* (limpieza de colon/enemas), *dhauti* (lavado intestinal), *nauli* (girar los músculos abdominales), *kapalbhati* (exhalación repentina, un método de pranayama de limpieza del nervio), y *trataka* (ojo/ método de atención).

Los tres primeros de estos shatkarmas son técnicas de limpieza en el sentido físico, y se han cubierto. Los otros tres también son físicos, pero no implican el lavado de las cavidades del cuerpo con agua. Ellos están más íntimamente involucrados en nuestras prácticas diarias de yoga, y, de hecho, se han cubierto en un grado u otro en los escritos de AYP. Si no han sido cubiertos en el nombre, entonces, ciertamente, en principio, como se aplica en otras prácticas en la rutina general de las prácticas, incluyendo asanas, respiración espinal pranayama y meditación profunda.

Vamos a revisar estas interconexiones aquí.

Nauli

Nauli significa *girar*. Es una versión dinámica de *uddiyana bandha* (bloqueo abdominal), y consiste en girar los *músculos abdominales*, primero en una dirección, y luego en la otra. Nauli estimula el mayor funcionamiento del sistema digestivo, elevando la energía extática de kundalini desde la región pélvica hacia la participación activa con los alimentos y el aire en el tracto gastrointestinal, conduciendo la conductividad extática por todo el cuerpo. En el proceso, proporciona la estimulación de limpieza profunda en las entrañas. Puede ser practicado como parte de asanas (posturas de yoga), y también durante basti (enema) y dhauti (lavado intestinal) para mejorar la limpieza y la eliminación cuando los intestinos están llenos con agua salina.

Antes de emprender nauli, es necesario ser competentes en uddiyana bandha, que es parte de la rutina de asanas realizadas antes de respiración espinal pranayama y la meditación profunda. Para más detalles sobre la rutina de asanas, vea el libro de AYP, *Asanas, Mudras y Bandhas*. En la práctica de uddiyana, estamos con los pies al ancho de los hombros, con las manos apoyadas en las rodillas. Entonces expulsamos el aire completamente de nuestros pulmones y tirar de el abdomen hacia adentro levantando el diafragma hacia arriba en la cavidad pulmonar. Esto se aguanta durante varios períodos de cinco segundos, o más, lo que sea más cómodo. Uddiyana significa *volar*, que se convierte en evidente para muchos tan pronto como se utiliza la práctica. La energía interior vuela literalmente.

Nauli es una versión dinámica, o ampliada, de uddiyana, es decir, que involucra movimiento rítmico, de los músculos abdominales, en lugar de mantener una posición estática. El *girar* en nauli se logra flexionando alternativamente los músculos abdominales izquierdos y derechos para lograr un efecto de giro. Esto se hace en la misma posición que uddiyana de pie, con aire expulsado y el diafragma elevado, mientras flexionando los músculos abdominales (como cuando se hace un abdominal), primero contra una rodilla a través del brazo de soporte, y luego contra la otra rodilla a través del otro brazo de soporte. Esto conduce a la capacidad de controlar la flexión de los músculos abdominales izquierdo y derecho por separado, la clave para lograr el efecto de giro. Entonces nauli se puede practicar en cualquier momento en cualquier posición. También se convierte en una práctica interna menos visible externamente. Es una gran ayuda a la digestión y la eliminación.

Nauli es practicado normalmente durante las asanas en el mismo lugar en la rutina como uddiyana bandha, añadiendo 10-20 giros en cada dirección. Con el tiempo, nauli se convierte en un reflejo automático sutil en el cuerpo que contribuye a grandes flujos interiores de energía extática. Para entonces, la limpieza se ha convertido en muy refinada.

Instrucciones más detalladas sobre uddiyana bandha y nauli se pueden encontrar en el libro de AYP, *Lecciones Fáciles para la Vida Extática*. Nauli es una práctica de yoga de gran alcance y se realiza mejor después de establecer la rutina de asanas y prácticas sentadas. Y entonces se debe medir con control del ritmo usando prudencia para el progreso constante, seguro en sus efectos. Una corta duración de la práctica de nauli recorre un largo camino.

Kapalbhati

Kapalbhati significa la *frente brillante*. También se interpreta como significado *cara luminosa*. Es una técnica de pranayama (respiración), que consiste en tomar una serie de inhalaciones normales relajadas seguidas por exhalaciones rugientes repentinas. Inhalación se realiza normalmente a través de la nariz, pero se puede hacer a través de la boca si hay obstrucción nasal. La exhalación se hace normalmente a través de la nariz también, pero también se puede hacer a través de la boca con los labios fruncidos para restringir ligeramente la salida de aire. Un efecto primario de kapalbhati es aumentar la presión de aire en ráfagas cortas en la faringe nasal y los senos paranasales, que estimula la parte delantera del cerebro. Esto proporciona una *limpieza de cerebro*.

Kapalbhati se puede repetir por una serie de 10-20 ciclos de inhalación y exhalación. Tenga cuidado de no exagerar esta práctica. Un buen momento para practicar kapalbhati es después de las asanas de yoga y justo antes de las prácticas sentadas de dos veces al día, que incluyen respiración espinal pranayama y la meditación profunda.

El efecto de kapalbhati es la purificación de la neurobiología en el cuerpo superior, y en la cabeza en particular. De ahí las frases, la *frente brillante* y la *cara luminosa*. Puede dar la sensación interna de energía radiante, y, a veces la apariencia externa de radiación en la cara.

Los principios y los efectos de kapalbhati también se encuentran en el bastrika espinal pranayama, que es una práctica más avanzada y de amplia base utilizada en las prácticas cotidianas sentadas en el sistema de AYP. Bastrika espinal también proporciona beneficios adicionales para la purificación del nervio espinal entero (sushumna) que se extiende entre la raíz (ano/perineo) y el centro de la frente, y todo el sistema nervioso irradia desde ese canal central en nosotros. Bastrika espinal pranayama se puede seleccionar sobre kapalbhati básica en las prácticas cotidianas sentadas como avanza nuestra rutina de yoga.

Las instrucciones detalladas para bastrika espinal pranayama se pueden encontrar en el libro de AYP, *Lecciones Fáciles para la Vida Extática.*

Trataka

Trataka significa *mirada constante.* Consiste en la fijación de la mirada en un objeto y dejarla allí por un período de tiempo. Purifica la maquinaria interna de la atención, que en la mayoría de nosotros sale a través de los ojos la mayor parte de nuestras horas de vigilia. La atención de la fijación de la mirada ayuda a aflojar las garras de experiencias externas.

En muchas tradiciones, trataka, o alguna forma de ella, se utiliza como una preparación para las prácticas sentadas. En algunos sistemas de la práctica, se utiliza como una técnica de meditación primaria - las prácticas legendarias de *mirar a una vela,* o *mirar a una pared.*

En el sistema de prácticas de AYP, no miramos fijamente una vela o una pared, al menos no como una práctica primaria. En su lugar, entrenamos suavemente la atención en formas internas para atender a los dos procesos principales de la transformación espiritual que ocurren naturalmente en el sistema nervioso humano.

- El cultivo del *silencio interior*, que es conciencia en sí misma, antes de que se ha centrado como atención en cualquier objeto. Esto se logra a través de la meditación profunda, y métodos adicionales.

- El cultivo de la *conductividad extática*, que es el aspecto energético dinámico de nuestra naturaleza. Esto se logra con respiración espinal pranayama, y métodos adicionales.

Ambas la respiración espinal pranayama y la meditación profunda implican el uso de la atención - formas más sofisticadas, podríamos decir, de una mirada constante. En cada caso la técnica primaria es favorecer fácilmente un procedimiento que utiliza la atención *con los ojos cerrados*, de forma similar a cómo íbamos a favorecer el objeto de nuestra mirada con los ojos abiertos en trataka. Cada vez que nos alejamos, traemos de nuevo la atención. Estamos haciendo esto con los sencillos procedimientos de respiración espinal pranayama y la meditación profunda. Para los tiempos predeterminados de la práctica, por así decirlo, se convierten en nuestro objeto de mirar.

Puede parecer una exageración decir que la respiración espinal pranayama y la meditación profunda son formas de trataka. De hecho, son expansiones en el principio, tanto en la forma en que bastrika espinal pranayama es una expansión en el principio de kapalbhati. Está llevando a principios básicos e incorporándolos en los métodos más amplios de prácticas, que son simples, pero mucho más global en sus efectos.

En AYP usamos una forma simple de trataka para ayudar en el desarrollo de *sambhavi mudra* durante nuestra respiración espinal pranayama, donde se separa la posición física de los ojos contra el movimiento de la atención arriba y abajo del nervio espinal durante la inhalación y la exhalación. En sambhavi, los ojos se levantan y se centran ligeramente, con un surco imperceptible de la ceja central. Esta sensibilización y centrado de los ojos mientras se cierran se hace durante la respiración espinal, mientras que la atención está favoreciendo el ciclismo arriba y abajo del nervio espinal (centro de la columna vertebral) entre la raíz y la frente durante la inhalación y la exhalación.

Se necesita un poco de práctica para aprender a mantener sambhavi durante la respiración espinal, y un ejercicio simple de trataka puede ayudar con esto. Se lleva a cabo manteniendo los ojos abiertos y manteniendo la mirada fija en un objeto externo mientras se rastra del nervio espinal con la atención al respirar fácilmente. Esto no es ni respiración espinal pranayama, ni sambhavi mudra, sino una preparación para hacer sambhavi durante la respiración espinal. Un poco de trataka ayudará a estabilizar nuestra práctica interior de sambhavi (ojos cerrados), mientras que estamos haciendo respiración espinal pranayama, y una serie de otras prácticas de yoga.

Así, trataka puede ser una preparación para otras prácticas revelándonos la relación de la atención y el posicionamiento de nuestros ojos, y ayudando a desarrollar una mejor versatilidad con nuestra atención en relación con toda la gama de prácticas que estamos haciendo. El principio de trataka (el favorecimiento de un objeto o procedimiento de yoga con la atención) se puede encontrar en muchas prácticas.

Como hemos visto, los últimos tres shatkarmas, o sus principios subyacentes, se incorporan en gran medida en el sistema de prácticas de AYP. Algunos beneficios adicionales pueden ser adquiridos mediante la práctica por separado de la manera tradicional. Sin embargo, esto puede no ser la utilización ideal de los shatkarmas. Los principios internos que estimulan a través de manipulaciones externas son similares a los mudras y bandhas, y este tipo de prácticas son más eficaces cuando se integran con las prácticas básicas de respiración espinal pranayama y la meditación profunda. Por *integrado*, no nos referimos a practicado al mismo tiempo. Nos referimos a combinado en la rutina diaria de una manera que optimiza los *efectos* de nuestra rutina de la práctica general, lo que facilitará un progreso constante en el desarrollo espiritual con comodidad y seguridad. Sin confort y seguridad, el progreso no se puede sostener, y tarde o temprano se verá obligado a reducir las prácticas durante un tiempo. Así, un curso racional de acción con las prácticas es dedicarse al *control del ritmo*, lo cual significa la regulación de las prácticas de una manera a fin de equilibrar el progreso con comodidad y seguridad. A veces esto puede significar no hacer ciertas prácticas en absoluto.

Shatkarmas son especialmente útiles si uno está bien establecido en una rutina constante de las prácticas sentadas, porque hay una dimensión espiritual importante para ellas. Shatkarmas son una ayuda importante para el cultivo de la conductividad extática en la neurobiología. El tracto gastrointestinal desempeña una función central en esto, pero no necesariamente en los primeros días de nuestras prácticas. Es mucho más importante llegar a ser estable en nuestras prácticas básicas.

Desde el punto de vista de AYP, shatkarmas son prácticas de la etapa media, no necesitan mucho por la mayoría de los practicantes para mejorar el progreso espiritual al principio o al final de la jornada. Son muy útiles en el centro cuando la conductividad extática viene en juego. Por supuesto, por razones de salud, shatkarmas pueden ser útiles en cualquier momento, por lo que ayudan a la salud espiritual y física, al igual que todas las prácticas de yoga. Aquí nos estamos centrando principalmente en el lado espiritual.

Si estamos involucrados en AYP con la aplicación integrada de la meditación profunda, respiración espinal pranayama, asanas, mudras y bandhas, tendremos los principios de nauli, kapalbhati y trataka ya incorporados a nuestra rutina diaria. Qué va a ser nuevo aquí son las *shatkarmas de limpieza interior* -jala neti, basti y dhauti. En el caso de estos tres, se sugiere ver cómo el aumento de la conductividad extática estimula nuestro deseo de hacer ellos en lugar de forzarlos prematuramente en nuestra rutina diaria. Si tomamos este enfoque, se aclarará un tiempo para los shatkarmas de limpieza interior. Como la neurobiología interior comienza a moverse en las fosas nasales, senos nasales y tracto gastrointestinal, sabremos cuándo es el momento para estar proporcionando limpieza adicional en estas áreas. Conductividad extática se cultiva principalmente por respiración espinal pranayama, mudras, bandhas y otras formas de pranayama. Requisito previo a esto es el surgimiento de silencio interior, que se cultiva principalmente en la meditación profunda y samyama. Así se puede ver que hay mucho que va a suceder antes que ciertos shatkarmas serán capaces de producir sus efectos máximos.

Esta es la forma más práctica de acercarse a los shatkarmas de limpieza interior - cuando nos sentimos llamados a ellos desde dentro, y luego lo hacemos. Si no, entonces no estaremos estafándonos espiritualmente al no hacerlo. La meditación profunda, respiración espinal pranayama y otras prácticas sentadas son los factores más importantes en nuestra transformación espiritual. La *interconexión de yoga*, naturalmente, nos llama a los shatkarmas y los otros yamas (restricciones) y niyamas (observancias) como nuestro desarrollo interno requiere. Todos los métodos de yoga son parte del proceso general de la transformación espiritual humana que reside dentro de cada uno de nosotros.

Capítulo 4 - Amaroli - Rejuvenecimiento Interior

Amaroli significa *terapia de la orina*. Desde la antigüedad, tanto en el Este y el Oeste, la terapia de la orina se ha utilizado para ayudar en la curación de muchas enfermedades. Esto se ha logrado por la ingestión (el consumo de orina fresca - la forma primaria de amaroli), y también mediante la aplicación de orina fresca directamente a las heridas, llagas, erupciones y otras enfermedades visibles del cuerpo. Se ha afirmado por los seguidores entusiastas que la terapia de la orina es capaz de curar todo, desde el asma, la gripe común y el cáncer - para la pérdida del cabello, la obesidad y las enfermedades venéreas. Se deja al lector a investigar estas afirmaciones. Mucho se ha estudiado y registrado sobre la terapia de la orina en relación con la restauración y el mantenimiento de una buena salud.

Terapia de la orina también se ha utilizado a lo largo de los siglos como una práctica espiritual. En este libro nos concentramos principalmente en la función de la terapia de la orina en el yoga para promover el proceso de la transformación espiritual humana. En el antiguo y ampliamente conocido *Hatha Yoga Pradipika*, la práctica de la terapia de la orina se llama *Amaroli*. En el mucho más antiguo y menos conocido *Damar Tantra*, la práctica se llama *Shivambu Kalpa*. En estas dos venerables escrituras, la terapia de la orina se presenta como una importante práctica espiritual.

Por lo tanto, si estamos interesados en el mantenimiento de una buena salud y complementar nuestra rutina de la práctica de yoga con un método adicional que nos puede ayudar a acelerar a lo largo de nuestro camino hacia perdurable silencio interior, la dicha extática y la efusión de amor divino, entonces amaroli merece una mirada más cercana.

De hecho, si nos encontramos con el coraje de intentarlo, podemos tener una grata sorpresa. Como se suele decir, "La prueba del pudín está en el comer."

En este caso, es en la bebida.

Cómo hacer Amaroli - Terapia de la Orina

Tanto si se está siendo considerado para la salud, la práctica espiritual, o ambas, Amaroli representa una paradoja.

Por un lado, amaroli está en un estigma negativo que muchos pueden tener acerca de beber su propia orina, a pesar de que esta práctica ha existido desde hace miles de años y ha sido utilizada con éxito en muchas culturas. Sin embargo, en las culturas *sanitarias* de hoy, la aversión es común.

Por otro lado, amaroli se ha demostrado clínicamente tener una amplia gama de beneficios para la salud, y puede ser uno de los tónicos de curación más eficáces de todos los tiempos. Tanto es así que las compañías farmacéuticas en algunos casos están vendiéndonos en píldora lo que podemos obtener en mayor calidad de forma gratuita en la intimidad de nuestro propio baño.

La verdad es que la terapia de orina diaria es una de las mejores cosas que cualquiera de nosotros puede hacer como medida preventiva para evitar enfermedades y sanar más rápido si estamos sufriendo de casi cualquier enfermedad. ¿Por qué es esto? Si bien aún no se entiende completamente, se está de acuerdo en general con los investigadores que la terapia de la orina aumenta la presencia de cientos (o posiblemente miles) de elementos vitales y compuestos en nuestro cuerpo, y se basa nuestro sistema inmune a una fuerza más allá de lo que sería de otro modo. Aunque menos entendido, también se ha demostrado que amaroli tiene un efecto purificador y rejuvenecedor en el cuerpo. Todo eso es bastante impresionante, y ni siquiera hemos comenzado a evaluar los beneficios espirituales todavía. ¿Qué pasa con los beneficios espirituales?

Es notable que amaroli nos venga de las fuentes antiguas, no principalmente por su valor medicinal, sino por su valor como una práctica espiritual. En el *Hatha Yoga Pradipika* y el mucho más antiguo *Damar Tantra*, el objetivo de la práctica de amaroli incluye cultivar el bienestar físico, pero va mucho más allá de eso, todo el camino hacia el reino de la iluminación. Vale la pena la superación de los prejuicios para llegar a la verdad del asunto. El riesgo en esto es cero, por eso amaroli está muy recomendado.

Cuando conseguimos el valor de intentar, vamos a ser sabio para empezar poco a poco y a partir de ahí desarrollarnos. ¿No es eso lo que pasa con la mayoría de las cosas en la vida, incluyendo nuestras prácticas de yoga? Una dosis diaria tradicional de orina se considera que es un vaso lleno, o 6-8 onzas (200-250 mililitros). Pero podemos comenzar con unas pocas gotas, mezcladas con un poco de agua en un vaso, y a partir de ahí desarrollarnos. No hay una regla que dice que tiene que llegar a ser un vaso lleno. Podría ser mucho menos. Lo que es importante es la práctica diaria - tanto más importante que la cantidad. Todo el mundo será un poco diferente en su necesidad y el enfoque, como en todas las prácticas de yoga.

Cuando nos involucramos en la práctica de amaroli, la directriz es hacerlo a primera hora de la mañana, siempre que sea para nosotros. Cuando recogiendo la orina, recoger en el *medio de la corriente*, lo cual significa después de que se inicia y antes de que termine. Como con muchas cosas, la primera vez será la más intimidante, incluso mezclada con agua. No te hará daño. La aversión es enteramente psicológica. Pruébalo y ver cómo te sientes después.

Si se hace en la ducha y/o antes de hacer su higiene oral por la mañana, no habrá un rastro de cualquier olor en el momento de salir del baño. Es un gusto adquirido, y no es ofensivo para el practicante. A los pocos días, se vuelve mucho más fácil. Muy fácil, una vez que la barrera psicológica está rota. Es una de las más fáciles de todas las prácticas de yoga, mucho más fácil que cualquiera de los shatkarmas, y mucho más fácil que los mudras y bandhas. Puede ser un viaje relativamente rápido desde unas pocas gotas diluidas a varios tragos sin diluir. Antes de que te des cuenta, el vaso estará llenado y otra vez desapareciendo de nuevo en ti. Esa es la práctica de amaroli diaria. No hay mucho más que eso - excepto tiempo. Cuanto más tiempo que lo estamos haciendo como una práctica diaria, más se acumulan los beneficios.

No es necesario estar bebiendo un vaso lleno de orina cada mañana. De hecho, podría ser indeseable en determinados momentos, o para ciertas personas. Hay varios factores que pueden variar la dosis. Una de ellas es la cantidad disponible. Otra es la calidad. Si hemos estado comiendo muy condimentado, salado o alimentos grasientos, o tomando medicamentos recetados, la orina puede ser fuerte. Amaroli no está prohibido en cualquiera de estos casos. La cantidad puede ser limitada o diluida con agua según sea necesario.

No se recomienda mezclar la orina con comida o bebida que no sea agua, ya que esto puede reducir su eficacia. El momento ideal para hacer amaroli es con el estómago vacío, siendo lo mejor por la mañana. Debemos esperar por lo menos quince minutos antes de comer después de amaroli.

Cuando la boca aún está húmeda con orina durante amaroli, antes de beber el agua, varias inhalaciones profundas de la esencia aromática en la boca producen una influencia calmante y curativa en los pulmones. Tenga en cuenta que el líquido amniótico en el útero está compuesto principalmente por la orina, y así es como empezamos nuestra vida antes de nacer, haciendo amaroli, incluso en nuestros pulmones. Por lo tanto, la inhalación de una esencia aromática no será perjudicial. Todo lo contrario - es muy beneficioso para los pulmones.

La práctica de controlar el ritmo es parte de amaroli. Si estamos haciendo demasiado amaroli, podemos tener síntomas similares a los experimentados cuando hacemos demasiado de cualquier práctica de yoga - demasiadas impurezas saliendo del sistema nervioso a la vez debido a la purificación excesiva pasando dentro.

Si estamos sintiendo alguna molestia relacionada con amaroli, entonces sabemos que debemos retroceder hasta que las cosas suavizan. Nosotros no hacemos prácticas a un nivel que nos hace sentir incómodo. En este sentido, Amaroli no es diferente de otras prácticas de yoga. Así, si un vaso lleno está demostrando ser demasiado, a continuación, intente medio vaso. Si eso es demasiado, empezar a medir los tragos, y concentrarse en la dosis correcta para usted. Puede ser muy poco para algunas personas, y más para los demás. Todos son diferentes. Usted no va a saber lo que es para ti hasta que te metes en ella.

En todo el yoga, es una parte importante del proceso la búsqueda de un equilibrio entre las prácticas y nuestras actividades diarias. Una vez que hemos estado en el camino del yoga por un tiempo, la guía interna correcta siempre viene. Sea flexible en ese sentido.

Aumento de la Biología Sutil para el Silencio Interior

Una vez que hemos estado haciendo amaroli durante unas semanas, podemos notar que algo está sucediendo. De alguna manera nos sentimos más fuertes en el interior - como si algunos espacios débiles se han rellenado profundamente dentro de nosotros. *Interiormente robusta* es una frase que viene a la mente. Puede que antes no hayamos notado los espacios débiles en el interior, pero podemos sentir que algo ha sido rellenado. Que nos sentiremos más saludables es evidente. Sí, sin duda más saludable. Pero hay algo más, algo más allá de la sensación de la presencia física más estable y más fuerte que viene con la práctica de amaroli cotidiana. Podemos también sentir nuestra conciencia cada vez más estable.

Una manera de entenderlo es pensar en nuestro cuerpo y el sistema nervioso como el vehículo de nuestra conciencia. Cuando fortalecemos la calidad de nuestro cuerpo y el sistema nervioso en el nivel más sútil de lo físico, al nivel celular, venimos a encontrarnos viviendo en un vehículo más fuerte y más fiable para nuestra conciencia, nuestro sentido del ser. Esto tiene un efecto directo en nuestra capacidad para mantener permanente el silencio interior.

Cuando nos sentamos a hacer prácticas, se nota también este cambio gradual en nosotros que está siendo provocado por amaroli. La calidad de nuestro silencio interior en la meditación se profundiza y se expande. Las energías extáticas que cultivamos en la respiración espinal pranayama y las prácticas relacionadas, se vuelven más animadas y luminosas. Todo crece con amaroli añadido en el horario diario. Ya sabes, sigue mejorando con el tiempo. Al igual que con el resto de nuestro yoga, los efectos de amaroli son acumulativos, yendo cada vez más profundo por experiencia en los meses y años de nuestra práctica diaria.

¿Qué es lo que establece la condición de la iluminación en el ser humano? Muchas veces hemos dicho que es un cambio fundamental en la condición de nuestro sistema nervioso y el funcionamiento neurobiológico general dentro de nosotros. En otras palabras, un requisito previo principal para la iluminación está elevando el funcionamiento interior del cuerpo humano a un nivel mucho más alto. Entonces nuestro vehículo de la conciencia se vuelve capaz de expresiones extraordinarias de las posibilidades divinas que son inherentes en nosotros. Traer este cambio es el propósito del yoga. Trabajamos sistemáticamente con nuestra mente, nuestro cuerpo, nuestras emociones, nuestro aliento y nuestra sexualidad para lograr esta transformación.

Con amaroli, estamos mejorando la composición química de nuestro cuerpo en el nivel más refinado, hasta los átomos y las moléculas. Esto crea una base fisiológica, añadiendo una ventaja ya que nos involucramos en todas las otras prácticas de yoga que nos están impulsando a lo largo del camino hacia la iluminación. Esa es la función de amaroli. Disfrutamos de los beneficios de nuestras prácticas de yoga en la vida diaria de cada paso en el camino. Es por esto que nos involucramos en las prácticas de yoga, no necesariamente por la experiencia mientras haciendo prácticas, sino por los resultados que ganamos en la vida diaria.

Amaroli es un aspecto importante del yoga. Pero no todo es de yoga. Sus efectos son mucho mayor cuando se combinan con una rutina diaria que incluye la meditación profunda, respiración espinal pranayama y otros métodos de yoga. Del mismo modo, amaroli mejora la eficacia de las otras prácticas de yoga. Se trata de una integración equilibrada de las prácticas que trae la mayor mejora en todos los aspectos de la vida - físico, mental, emocional y espiritual.

Hay una tendencia que todos tenemos que ir por la *bala mágica*, es decir, lo único que esperamos (y creemos) va a resolver todas las cosas. Algunas personas van muy profundamente en una sola cosa buscando eso, sólo para descubrir más tarde que perdieron lo que un enfoque más amplio para la superación personal y desarrollo espiritual puede darnos. Esto no quiere decir que los que están fuertemente atraídos por amaroli están equivocados para perseguir la práctica con devoción. Sólo quiere decir que hay otras prácticas a tener en cuenta que pueden mejorar nuestros resultados en general cuando se aplican en una rutina diaria bien integrada.

Aspectos Adicionales de Amaroli

Todos tenemos la tendencia a pensar acerca de las prácticas espirituales individuales en términos de sus características y efectos únicos. Amaroli no es una excepción en esto, sobre todo porque se hace a la vez retirado de nuestras cotidianas posturas de yoga y prácticas sentadas. La verdad es que amaroli puede tener un efecto profundo en nuestras prácticas espirituales en general en virtud de la fuerza interior y la integración que cultiva en los reinos sútiles de nuestro cuerpo físico. Amaroli también puede tener efectos positivos adicionales en relación con otras prácticas y la dinámica interna asociada, así como en la atención médica preventiva y curativa.

Aquí vamos a echar un vistazo a cuatro áreas de interrelación donde la terapia de la orina puede tener una función significativa - en ayuno, en la curación comprime, en el lavado nasal y en vajroli natural (aumentando la energía sexual).

Amaroli con Ayuno

Como ya hemos comentado en el Capitulo 2, el ayuno moderado ocasional puede ser una práctica útil que traerá limpieza interior y la curación cuando nuestro cuerpo necesita un descanso de la digestión y, naturalmente, aplica su energía total a nuestra purificación interior. Cuando amaroli se añade a un período de ayuno, los efectos de limpieza y purificación pueden ser enormemente amplificados.

¿Cuánto amaroli? ¿Y cuánto ayuno?

Bueno, no es recomendable para comenzar tanto de estas prácticas por primera vez al mismo tiempo. Es mejor estar establecidos en una de ellas con una buena estabilidad y buenos resultados antes de añadir la otra.

Por ejemplo, decimos que hemos estado haciendo un ayuno de 24 horas mensual, y sentimos que estamos dispuestos a asumir más purificación durante nuestro ayuno. Por supuesto, podríamos intentar aumentar nuestro tiempo de ayuno a 48 horas. Eso sería un enfoque. Otro enfoque podría ser añadir amaroli. Si ya hemos estado practicando amaroli durante nuestra rutina diaria regular, podemos tratar de incrementar la práctica de amaroli de una vez por día a dos veces, o incluso tres veces al día durante un ayuno. Por supuesto, nos gustaría continuar tomando líquidos como una parte normal de nuestro ayuno para mantener una buena hidratación. Además de a través de la micción, el cuerpo expulsa agua a través del sistema respiratorio, la transpiración, y el tracto GI.

Cualesquiera que sean nuestras opciones para el ayuno con amaroli incluido, debemos controlar el ritmo de nuestra práctica (volver detrás, según sea necesario) si hay molestia excesiva. Sólo hay tanta purificación que podemos asimilar en un período de tiempo, es por eso que controlamos las cosas de acuerdo a un buen progreso con el confort y la seguridad.

En el caso de enfermedades graves, resultados curativos notables pueden ser alcanzados del ayuno con amaroli, particularmente si se lleva a cabo ayunos más largos y mayores dosis de amaroli. Sin embargo, en el caso de una enfermedad grave, se recomienda que, más allá del enfoque conservador que se describe aquí, amaroli con el ayuno debe ser aplicado con la ayuda de un terapeuta experimentado, y con la consulta de un médico.

Compresas de Orina para las Heridas y Enfermedades de la Piel

La aplicación de la orina externamente para ayudar a curar heridas y enfermedades de la piel es una práctica antigua. Aunque no es muy en uso en los tiempos modernos, todavía es practicada por aquellos a quienes el antiguo conocimiento se ha transmitido, y que son muy conscientes de sus beneficios. El uso externo de la orina es más eficaz en combinación con amaroli básica (ingestión de orina), que proporciona la cobertura más amplia en el cuerpo. Si se practica amaroli diariamente, aplicación externa puede ser considerada como un método suplementario.

La orina se puede usar para masajear una zona afectada y luego una compresa empapada de orina puede ser aplicada. Sólo orina fresca se debe utilizar, preferiblemente del paciente y compresas se deben cambiar cada ocho horas, o más a menudo si es práctico.

Muchos tendrán una aversión a la utilización externa de la orina. Al igual que con amaroli, los beneficios de la aplicación externa de la orina se encuentran en superar las preocupaciones. Un estigma no puede permanecer por mucho tiempo en la cara de buenos resultados. Cada uno puede tomar sus propias decisiones acerca de los beneficios.

Cuando se añaden compresas de orina, según sea necesario, durante un ayuno con amaroli, se logrará el máximo efecto curativo. Al considerar cualquier método de curación natural, un médico debe ser consultado para asegurarse de que todas las opciones, tanto antiguas como modernas, se han tenido en cuenta.

Por supuesto, la aplicación externa de la orina para las heridas y enfermedades de la piel no tiene mucho que ver con nuestro progreso espiritual, excepto como mantener una buena salud. Esa es una razón suficiente para considerarla. Necesitamos que nuestra salud participe activamente en las prácticas de yoga.

El Uso de la Orina con el Lavado Nasal

El uso de la orina con el lavado nasal se llama *mutra neti*, en vez de *jala neti*, y es una práctica antigua. Aún así, es una práctica no convencional cuya inconvenientes pueden exceder sus beneficios. No se recomienda como una práctica diaria, a excepción de corta duración cuando el llamado interior es fuerte, o posiblemente en los casos en que existe una marcada necesidad de limpieza y curación en los pasajes y/o los senos nasales. Si hay una condición médica, el asesoramiento de un médico se debe obtener para que la opción por los beneficios de la medicina moderna también esté allí para el tratamiento de cualquier enfermedad grave.

Al igual que con jala neti, el contenido de sal es el principal determinante de la comodidad en mutra neti. El exceso de sal, como en el agua de mar o en la orina sin diluir, puede causar malestar. La dilución de la orina con agua, si es necesario, reducirá el contenido de sal. Puede ser, debido a que el contenido de sal de la orina puede variar día a día. Si deseamos la práctica de mutra neti, pero somos disuadidos por la concentración o el olor, sólo unas pocas gotas en nuestra solución de neti será un buen momento para empezar. Un poco de sal adicional puede ser necesario para encontrar el equilibrio adecuado para la comodidad. Una vez que nos familiarizamos con la práctica, el contenido de la orina puede así ser aumentado con menos sal agregada. Cada uno tiene su propio nivel de sal ideal que se siente cómodo en las fosas nasales y los senos delicados.

El resto del procedimiento del lavado nasal es el mismo que el descrito en el capítulo anterior. Para satisfacer la necesidad actual de añadir o no orina. La mayoría no lo prefiere, y eso es comprensible. Sólo unos pocos querrán probar esto. Nuestra iluminación no depende de ello.

La utilización más importante de amaroli está en la ingestión diaria por la mañana, lo cual es una práctica fácil y cómoda de hacer una vez que el hábito se ha establecido y los resultados positivos son fácilmente observables en la mayoría de las personas. Del mismo modo, haciendo jala neti (lavado nasal) con agua salada ordinaria sobre una base diaria en tiempos de necesidad, de acuerdo con nuestra intuición, proporcionará la mayor parte de los beneficios de esta práctica.

Hacemos prácticas de yoga para los resultados positivos que aportan con la mayor eficiencia.

Amaroli y Vajroli Natural

Vajroli es una práctica descrita en el *Hatha Yoga Pradipika*, y consiste en la elaboración de los fluidos sexuales en el interior del cuerpo. En el sistema de las prácticas de AYP no vamos a los extremos que se describen en esta antigua obra escrita sobre el yoga. Más bien, vajroli natural se logra a través de una amplia gama de prácticas de yoga, incluyendo meditación profunda, respiración espinal pranayama, asanas, mudras, bandhas, técnicas sexuales tántricas, y otros métodos.

Por *vajroli natural*, nos referimos a una atracción natural de esencias sexuales a través de la uretra hasta la vejiga y a través de muchas vías hacia arriba en la neurobiología. Esta migración ascendente natural de esencias vitales evoluciona gradualmente para convertirse en un acontecimiento en curso en la vida del practicante espiritual. Este proceso se produce tanto en hombres y mujeres, y es una parte integral del aumento de la conductividad extática en curso en el cuerpo, que se desarrolla aún más para convertirse en el resplandor extático saliendo más allá del cuerpo.

En conjunción con esta evolución en la neurobiología sexual, se puede observar que hay una internalización gradual de amaroli para convertirse en un reciclaje automático, lo que puede resultar en un menor flujo de salida. Si bien no hay una verificación científica de la recirculación interna de la orina a través de vajroli natural, se ha observado en bastantes casos que son dignos de mención. Es bien sabido que la orina puede llegar a ser bastante irregular con el despertar y el avance de la kundalini (conductividad extática). No se conoce si en esta evolución amaroli tiene una función. Bastará decir que existe una relación entre amaroli y vajroli. Esto se señaló en el *Hatha Yoga Pradipika*, y así se ha observado en los practicantes en los tiempos modernos.

La aplicación integrada de una amplia gama de prácticas de yoga da lugar a este fenómeno. También se relaciona con el compromiso a largo plazo en las prácticas de yoga. Los cambios descritos no se producen durante una noche, lo cual es por qué se recomienda una rutina diaria constante de las prácticas que pueda sostenerse a largo plazo.

Los elementos extremos de la práctica que a veces son utilizados por los entusiastas aspirantes no hacen una gran diferencia en el esquema general de las cosas, porque no se pueden sostener en el largo plazo. Tampoco deben ser. Son las prácticas que podemos entablar fácilmente de forma equilibrada como parte de nuestra rutina diaria normal que nos llevarán a paso firme a la condición de salida del perdurable silencio interior, la dicha extática y el derramamiento de amor divino.

Sabremos que está trabajando para nosotros como encontramos los resultados prácticos de la transformación saliendo de dentro de nosotros día a día en nuestras actividades diarias.

Capítulo 5 - Uniendo Todas las Piezas

Hay mucho que se puede ponderar al considerar una dieta yóguica, métodos de limpieza y amaroli. Por otro lado, con una base sólida de silencio interior, cultivada en la meditación profunda diaria, todo, naturalmente, encontrará su función apropiada en nuestra rutina general. Esto es suponiendo que no vamos por las paredes con cualquier práctica particular. Más y más de cualquier práctica de yoga no necesariamente va a conducir a los resultados deseados. Una rutina bien balanceada es la mejor estrategia.

Es por esto que hemos dicho al principio, "Todas las cosas en la moderación…"

Mientras que los métodos de la dieta y de limpieza son menos esotéricos que la mayoría de las prácticas cubiertas en los escritos de AYP, lo cual significa que se pueden aprender en muchos lugares, en estos métodos hay una trampa escondida. Debido a que los métodos dietéticos e higiénicos están íntimamente entrelazados con nuestro estilo de vida, algunas veces pueden llegar a ser comportamientos obsesivos, que serán contraproducentes para nuestro progreso espiritual. Es la mentalidad de la *bala mágica* y *vuelos de la suposición* que nos hacen señas a la creencia de que una solución se ajusta a todo el mundo en todo momento. Obviamente, esto no es así.

Así que la recomendación aquí es integrar métodos de una manera equilibrada, ya que estamos llamados desde adentro. Aunque esto puede parecer un enfoque abstracto, en realidad no lo será si somos firmes en nuestras prácticas sentadas cotidianas en el largo plazo. Con eso, naturalmente gravitamos hacia una dieta más ligera y nutritiva, y los métodos de limpieza y rejuvenecimiento que sean apropiados para la purificación espiritual y apertura que en cualquier momento está ocurriendo dentro de nosotros. Esto es una integración natural de los métodos descritos en este libro de una manera que no será una imposición a nuestro estilo de vida y el aumento de la alegría en la vida cotidiana. De hecho, la integración de las opciones de estilo de vida, incluyendo la dieta y las actividades de higiene, son parte de nuestra creciente felicidad interior, acelerando su despliegue.

Es así como los métodos de este libro se pueden juntar con mayor eficacia, a través de prácticas sentadas a diario y una combinación equilibrada de nuestra creciente intuición interna y la aplicación del sentido común. Como siempre en el enfoque de AYP a las prácticas espirituales, nos tomamos las cosas un paso a la vez, siempre siendo conscientes de las causas y los efectos, y haciendo ajustes según sea necesario para el crecimiento estable con comodidad y seguridad.

No hay orden correcto para iniciar los métodos de dieta y limpieza. Si hemos estado meditando durante unos meses, podemos ser llamados a una dieta más nutritiva y ligera, a shatkarmas, o tal vez a amaroli. Podemos ser llamados a todos ellos a la vez, que es cuando se realiza nuestro sentido común - tomando las cosas un paso a la vez para evitar la exageración. Roma no fue construida en un día.

O podemos no estar llamados a cualquiera de estos medios. Eso está bien. Si estamos comprometidos en prácticas sentadas diarias, nuestra purificación interna y la apertura estarán sucediendo y todo va a seguir a partir de eso.

El Cuerpo Extático

Debido a que los métodos en este libro se asocian principalmente con el cuerpo, los enfoques de la dieta, shatkarmas y amaroli descritos aquí se refieren principalmente a la mejora de la neurobiología de nuestro flujo de energía extática interior.

En el otro lado de la ecuación es el cultivo del silencio interior, que se lleva a cabo principalmente a través de la meditación profunda y samyama.

Aunque no hay duda de que el silencio interior es la fuente de nuestra intuición (llamada interior) a participar en más métodos de purificación, también es cierto que la aplicación de yoga para adelgazar, shatkarmas y Amaroli, mejorará el ascenso de silencio interior. Pero no mucho sin meditación profunda diaria en la imagen. Es la integración efectiva de las prácticas que hace la diferencia.

Antes de que podemos ser llamados desde adentro para cambiar nuestra dieta, o participar en métodos de limpieza o amaroli, tendremos la oportunidad de incluir respiración espinal pranayama, asanas, mudras, bandhas y técnicas sexuales tántricas en nuestras prácticas. Estos tienen que ver con estimular el aumento de la conductividad extática y luminosidad en el cuerpo (kundalini). Una vez que tenemos el comienzo de un *cuerpo extático*, la función de la dieta, shatkarmas y amaroli probablemente será evidente para nosotros, y vamos a actuar en consecuencia.

La experiencia de la creciente éxtasis interior es multifacética y de gran complejidad, dando vida a cada célula dentro de nosotros al mismo tiempo. Sin embargo, hay una dinámica central que ocurre en el cuerpo extático, que se observa fácilmente cuando interactúan. Este es el despertar del nervio espinal central (sushumna), y el surgimiento de una bioquímica luminosa en el tracto gastrointestinal (GI).

A medida que nuestro nervio espinal comienza a abrirse en éxtasis, será muy notable cuando elevamos nuestros ojos ligeramente hacia el punto entre las cejas (sambhavi mudra), elevar nuestra lengua al techo de la boca o por encima del paladar blando (kechari mudra), ligeramente apretar nuestro ano y el perineo (mulabandha/asvini), levantar suavemente nuestra diafragma (uddiyana/nauli), y suspender de forma natural la respiración (kumbhaka). Cualquiera o todas estas actividades sútiles enviará la energía extática que corre por nuestro cuerpo, y más allá. Las mismas energías que fluyen también estimulan la realización de estas actividades por reflejo natural. Todos los aspectos del yoga están conectados internamente de esta manera.

La función digestiva está íntimamente entretejida en este proceso, proporcionando las esencias refinadas que soportan el cuerpo extático. Por lo tanto, naturalmente, en algún momento vamos a inclinarnos hacia al menos algunos de los enfoques y métodos descritos en este libro, para facilitar aún más la neurobiología extática y el flujo en el cuerpo. Es un proceso natural de desenvolvimiento, que conduce finalmente a una condición de tiempo completo de respetar el silencio interior, la dicha extática, y el derramamiento de amor divino.

Control del Ritmo

En los viejos tiempos, podríamos ir a un maestro o *gurú*, y el maestro nos decía que prácticas hacer. Si algo salía fuera de equilibrio con nuestras prácticas, nos volveríamos al maestro y él o ella nos dirá qué ajustes hacer, y así sucesivamente, de ida y vuelta. Si nuestro maestro estaba en el otro lado de la ciudad, o en el otro lado del mundo, podríamos estar fuera de suerte. Esto condujo a la mayoría de enseñanzas espirituales ser realizadas sólo en ciertos lugares de la tierra y para un pequeño número de practicantes con la suerte de estar cerca de esos lugares. Esta es la historia de la transmisión de conocimiento espiritual durante muchos siglos. No es muy eficiente. Así que es lógico pensar que las prácticas espirituales han estado históricamente al alcance de muy pocas personas, o lo que llamamos *esotéricas*.

Ahora que estamos en la *era de la información*, el conocimiento se puede transmitir rápidamente a los practicantes de todo el mundo. Y la respuesta rápida también está disponible a través del Internet. ¿La nueva tecnología ha resuelto sólo en parte el reto de la prescripción de los ajustes en las prácticas para adaptarse a los cambios en experiencias? Aunque las comunicaciones han mejorado mucho, y mucha más información sobre las prácticas está disponible, los ajustes en las prácticas todavía requieren muy estrecha supervisión. De hecho, los ajustes requieren una supervisión más estrecha que cualquier maestro ha sido capaz de proporcionar, si se trata de un viejo gurú que puede estar cerca, o cualquier maestro que nos ha tocado estar en contacto con a través del Internet. Orientación de otro, simplemente no es suficiente. Nunca ha sido suficiente. Debe venir de adentro de nosotros. El verdadero gurú está en nosotros, y siempre ha sido así.

Progreso espiritual mejorado se hace posible para cualquier persona, tan pronto como este hecho ha sido comprendido. Una de las primeras manifestaciones de esta autosuficiencia es el aumento del *control de ritmo* prudente con potentes prácticas espirituales y el progreso espiritual dramático y seguro que no ha estado disponible para un gran número de personas en el pasado.

Hoy en día nos encontramos con que casi todo el mundo tiene la capacidad de controlar el ritmo en sus prácticas para compensar los cambios de experiencias como la purificación interior hace su curso único de progreso en cada individuo. Todo lo que se necesita es algunas instrucciones básicas sobre los síntomas de exceso y cómo compensar estos en prácticas.

Controlando el ritmo no sólo es la clave para mantener una rutina estable de prácticas que ya estamos haciendo. El control del ritmo es también la clave para asumir nuevas prácticas. Se trata de mantener la estabilidad en las prácticas con lo que ya estamos haciendo, manteniendo la estabilidad a medida que agregamos nuevas prácticas, así.

Este conocimiento se aplica a todas las prácticas sentadas, y para todos los demás aspectos de la práctica que podemos introducir en nuestra vida diaria, incluyendo cambios en la dieta o la adición de shatkarmas y amaroli.

La clave para la expansión de nuestras prácticas es ser estable en todo lo que estamos haciendo, y luego añadiendo en incrementos, es viendo lo que la experiencia nos da, y luego hacer los ajustes que sean necesarios para mantener a través del tiempo la estabilidad en las prácticas. Si esto no se hace, podemos encontramos en una situación en la que hemos acumulado en exceso, y luego todo el programa está en riesgo de ser renunciado por necesidad, debido a los incómodos síntomas excesivos. Entonces no tenemos práctica en absoluto. Mucho mejor para construir poco a poco, paso a paso.

Por lo tanto, si hemos estado haciendo meditación profunda durante unas semanas o meses, y se siente la necesidad de comer una dieta más ligera (esto es natural), la manera de responder a esta necesidad no es necesariamente de ir todos a la vez a una dieta vegetariana estricta (productos sin origen animal, incluidos los productos lácteos). Un fuerte deseo podría estar allí, pero si forzamos nuestra conducta en esa dirección demasiado rápido, será difícil sostener un cambio duradero con la estabilidad. Lo más probable es que nos veríamos obligados a volver al punto de partida para reducir la tensión.

Este es el problema de todos los cambios extremos en la dieta - que rara vez se adhieren. O cualquier cambio radical en los hábitos de estilo de vida. Ellos raramente duran. Mucho mejor ir en los pasos que podemos asimilar y vivir con el tiempo, y gravitar gradualmente en la dirección que nuestra voz interior nos está llamando. Esta es una parte clave del control del ritmo. Es templar nuestro deseo espiritual (bhakti) con el sentido común. Nuestro deseo espiritual puede ser bastante abrumador a veces, que nos llama a medidas extremas e insostenibles. Nuestro sentido común sabe mejor. Este es el poder del control del ritmo.

Nuestro deseo espiritual le gustaría estar iluminado hoy, pero nuestro cuerpo necesita un poco de tiempo para realizar la tarea. Se puede hacer, mediante la aplicación de una integración efectiva de los medios, con el control de ritmo prudente con el tiempo.

Una vez que hemos hecho un cambio en nuestras prácticas, dieta, etc., habrá muchas veces en el camino, cuando será necesario hacer ajustes. Si ajustamos nuestras prácticas según sea necesario, vamos a ser capaces de continuar nuestra rutina progresiva con la estabilidad a largo plazo. Si no controlamos el ritmo, vamos a ejecutar en dificultades que pueden comprometer nuestro viaje global.

Nadie más puede controlar el ritmo para nosotros. Una vez que tengamos los principios en la mano, dependerá de nosotros para usarlos sabiamente. Es especialmente importante cuando se consideran cambios en la dieta, shatkarmas o amaroli, que representan nuevas introducciones en nuestra vida diaria, en lugar de los ajustes en nuestra rutina de prácticas de yoga sentadas, que se cuantifican más fácilmente. Sabremos que es hora de ajustes si se nos llama a ellos desde adentro. La llamada interior puede ser muy fuerte. Nos corresponde a nosotros a controlar los cambios de ritmo en nuestra rutina para asegurar el progreso espiritual a largo plazo con comodidad y seguridad. ¡Puede hacerse!

Quietud en Acción

Hay varias razones por las que se puede leer este libro. Tal vez para ayudar a resolver algunos problemas de salud. O tal vez para explorar la dieta, shatkarmas y amaroli que se relacionan con el desarrollo espiritual.

Independientemente de la razón que hemos estado estudiando estas cosas, todos estamos buscando la misma cosa - *Felicidad.*

Para algunos de nosotros, la felicidad puede significar una *buena salud.* Para otros, la felicidad puede significar la *iluminación.* Todos estamos buscándolo en nuestra propia manera.

Afortunadamente, si estamos siguiendo un camino práctico de las prácticas de yoga, incluyendo los principios y métodos descritos en este libro, estaremos mejorando nuestra salud y nuestro progreso hacia la iluminación. Nuestras razones no son tan importantes como nuestras acciones. Cuando tenemos razones que nos motivan a la acción, entonces esas razones, cualesquiera que sean, son lo suficientemente buenas. Las razones son una bendición, aunque no lo parezcan en el momento - como la infelicidad en nuestra vida personal, o una situación perjudicial para la salud. Cualquiera de los dos nos va a conducir a buscar una solución. Cuando vemos una apertura, un rayo de luz, debemos avanzar de manera constante hacia ella. Cuando buscamos, encontraremos. Vamos a escuchar el llamado interior.

Hay mucho que ganar mediante la exploración y la utilización de los métodos de yoga, aunque sea un poco. Por supuesto, la práctica constante durante meses y años nos traerá muchos más beneficios. Experimentar una felicidad interior sin fin es posible si estamos decididos y mantenemos nuestras prácticas en el largo plazo. Habrá muchos premios a lo largo del camino.

El progreso en todo el yoga se basa en el cultivo del silencio interior, que se logra a través de la meditación profunda diaria. No es difícil - sólo dos sesiones cortas por día y tendremos todo lo que necesitamos para hacer la construcción de una base de silencio interior dentro de nosotros, que estimula todas las demás prácticas de yoga, incluyendo los enfoques de la dieta, shatkarmas y amaroli.

En el corto plazo y en el largo plazo se trata de silencio interior, o quietud interior. A medida que avanzamos, la quietud se *mueve* dentro de nosotros, y fuera de nosotros en nuestro entorno externo. Es así como se eleva nuestro comportamiento de muchas maneras.

Conforme nos volvemos quietos en el interior, nos empezamos a mover de una manera que nosotros y los que están a nuestro alrededor se benefician. A esto le llamamos la *quietud en la acción*.

No es un proceso sin rasgos. Quietud en la acción se llena de gozo y éxtasis. Está lleno de amor y propósito. Quietud en acción es pura felicidad.

¿Qué tiene esto que ver con nuestra dieta y estas técnicas de limpieza? ¿Qué tiene eso que ver con la terapia de la orina?

Nuestro cuerpo es el templo de lo divino, la *Ciudad de Dios*. Somos la puerta. Para abrir nuestra puerta de entrada a la divina corriente que viene de adentro, hay muchos medios que se pueden aplicar - meditación profunda, respiración espinal pranayama, posturas y maniobras físicas hacia adentro. Incluso nuestra sexualidad puede ser alistada para promover nuestro desarrollo espiritual.

Si bien lo que comemos y los métodos de higiene interiores que realizamos pueden no ser el principal medio para la apertura de la puerta, son métodos de apoyo importantes en el conjunto de yoga. Constituyen la rama del yoga llamada *pureza*. Todas las ramas del yoga están conectadas - cada una estimulando a las demás. Nuestras prácticas sentadas estimularán la dieta, shatkarmas y amaroli, y viceversa.

Es un viaje multidimensional de métodos y medidas integradas, cada una emprendida con moderación, y equilibrada para mejores efectos a través del control del ritmo.

Al final, la totalidad de nuestra experiencia de vida se convierte en la quietud en la acción, un flujo continuo divino que viene a través de nosotros, como en todo el mundo y todo lo que nos rodea. Es una condición de la Unidad, siempre quieto y siempre en movimiento en la alegría eterna.

Apéndice

Directrices de la Dieta Ayurveda

Ayurveda es el antiguo sistema indio de la salud natural y la curación. Ayurveda significa *conocimiento de la vida y la longevidad*. A diferencia del enfoque moderno occidental a la asistencia sanitaria, que se centra en el tratamiento de la enfermedad cuando se presenta, ayurveda está diseñada para promover primero la prevención de enfermedades a través de un estilo de vida equilibrado, incluyendo las prácticas diarias de yoga, y otras medidas que promueven la armonía y la salud interna. En los casos en que la enfermedad está presente, ayurveda busca la restauración del equilibrio para facilitar el remedio a través de auto-sanación. Aún con toda su tecnología, la medicina moderna también se basa en los poderes curativos dentro del paciente. Así que, independientemente de nuestro enfoque de la medicina, serán los procesos naturales de curación del paciente que siempre estamos buscando para facilitar.

Cuando las cosas han ido tan lejos fuera de balance que son necesarias las intervenciones radicales con medicamentos y/o cirugía, entonces la medicina moderna, sin duda, puede salvar vidas, y podemos encontrarnos tomando ventaja de los beneficios, y agradecido por ello. Pero ¿a qué costo?

Antes de que llegue al punto en el que la enfermedad crónica ha venido sobre nosotros, es mucho lo que se puede hacer con el estilo de vida y los métodos suaves de ayurveda para cultivar nuestra salud y longevidad. Por lo tanto, vamos a ser prudente en tomar ventaja de este antiguo conocimiento.

Aunque hay muchas modalidades de tratamiento de ayurveda, incluyendo todos los métodos de yoga, sólo nos ocuparemos en uno de ellos en este apéndice - la gestión de la dieta para ayudar a mantener y restaurar el equilibrio de nuestras energías internas. Para obtener más información sobre la amplia gama de métodos disponibles en el ayurveda, consulte a un médico ayurvédico calificado, clínica, o un programa de auto-estudio.

La dieta tiene un significado particular en el camino espiritual, donde la purificación continua y la apertura de nuestra neurobiología pueden colocar desafíos en el equilibrio de nuestras energías internas. Como se discutió en el Capítulo 2, el sistema digestivo tiene una función clave en este desarrollo, por lo que vamos a echar un vistazo más de cerca a la dieta desde el punto de vista ayurvédico.

En el corazón de ayurveda están los doshas, los tres humores internos biológicos que determinan la constitución de un individuo: *Vata* (movimiento), *Pitta* (calor) y *Kapha* (estructura). Las terapias de ayurveda promueven el equilibrio de los doshas, que proporcionan una base para una buena salud física y espiritual. Esto se logra mediante el *equilibrio* o la *pacificación* de uno o más de los doshas que son demasiado fuertes en relación con los demás.

¿Cómo sabremos cuál de nuestros doshas está fuera de balance?

La primera consideración será nuestra constitución corporal inherente. Esto es con lo que hemos nacido. Cada uno tenemos tendencias en nosotros mismos que determinan cómo la energía (prana) fluye a través de nuestro cuerpo.

La segunda consideración será cualquier desequilibrio particular que podemos estar experimentando en el presente, que será influenciado por nuestra constitución intrínseca, además de nuestro estilo de vida, incluyendo los hábitos personales, la dieta, el medio ambiente y la conducta de nuestras prácticas espirituales.

Podemos desarrollar una idea general acerca de cómo los doshas están manifestando en nosotros mediante la observación de lo siguiente:

- **Vata** – Movimiento de los pensamientos, emociones y cuerpo. ¿<u>Nuestra naturaleza está activa, flexible y</u>

preguntando, o nos estamos moviendo tanto que la actividad efectiva se nos escapa? ¿Están la mente y las emociones corriendo?

- **Pitta** – La cantidad de calor generado en nuestro cuerpo, sobre todo en la digestión. ¿Nuestra naturaleza está enfocada y activa, o ardiente y enojada? ¿Somos propensos a erupciones en la piel?

- **Kapha** – El grado de estructura en nuestra naturaleza y la vida. ¿Nuestra naturaleza está estable y fiable, o estamos atrapados en la inercia? ¿Tenemos problemas para levantarnos para hacer las cosas? ¿Somos propensos a aumentar de peso?

Evaluaciones detalladas de nuestros doshas se pueden obtener de un médico ayurvédico y por medio de los muchos programas disponibles de auto-evaluación. Somos una mezcla de los rasgos mencionados. Cuando nuestros doshas están en equilibrio, experimentaremos más de los rasgos deseables de dosha, que están subrayados anteriormente. Y si uno o más de nuestros doshas están fuera de equilibrio, podemos experimentar algunos de los síntomas indeseables.

Los Seis Sabores y Equilibrar los Doshas
La dieta puede tener una función clave en el equilibrio de los doshas. Esto se hace a través de la gestión de la ingestión de diferentes tipos de alimentos, que se clasifican por los seis gustos y cómo afectan a nuestra constitución interna. Los seis sabores y los tipos de alimentos que están asociados incluyen:

1. **Dulce** – Frutas, cereales, azúcares, leche.
2. **Agrio** – Frutas ácidas, yogur, alimentos fermentados.
3. **Salado** – Sales naturales y no naturales, vegetales marinos.
4. **Amargo** – Verduras de hojas verdes, ciertas hierbas y especias.

5. **Acre** (fuerte) – Los chiles, el ajo, ciertas hierbas y especias.
6. **Astringente** (seco) – Las legumbres, frutas y verduras crudas, y ciertas hierbas.

Los seis sabores tienden al equilibrio o agravar los tres doshas, como se muestra en esta tabla:

Sabor	Vata	Pitta	Kapha
Dulce	Balance	Balance	Agrava
Agrio	Balance	Agrava	Agrava
Salado	Balance	Agrava	Agrava
Amargo	Agrava	Balance	Balance
Acre	Agrava	Agrava	Balance
Astringente	Agrava	Balance	Balance

Con esta información, podemos construir una dieta ayurvédica completa para ayudar a equilibrar nuestras energías internas, lo que ayudará a mantener una buena salud. Tenga en cuenta que las hierbas y especias se mencionan en las categorías anteriores. Ellas pueden tener una función importante en el equilibrio de los doshas, como se indica generalmente en las listas de alimentos en este apéndice. Utilización más específica de hierbas, especias y otros (minerales) suplementos ayurvédicos es un importante campo de conocimientos para hacer frente a los desequilibrios crónicos de los doshas, y los expertos en este campo especializado se pueden consultar, según sea necesario.

Mediante la revisión de la tabla anterior, podemos ver como la mala alimentación ha sido un factor que contribuye a los problemas de salud en nuestra sociedad moderna. Esto no es ningún secreto. Es bien sabido que un fuerte enfoque en carbohidratos (dulces), fermentado (amargo), y alimentos salados ha dado lugar a una epidemia de problemas de salud en muchos países. No sería un problema si todos fueran vata en su constitución inherente. Pero este no es el caso. Una dieta no sirve para todos, y este es el mensaje principal de estas directrices de la dieta ayurveda.

Interiormente sabemos esto, y es por eso que estamos llamados a variaciones en la dieta a medida que avanzamos en las prácticas de yoga.

De particular importancia en el yoga es el despertar de nuestras energías extáticas internas (kundalini), que estimulan una amplia gama de cambios neurobiológicos dentro de nosotros, y pueden conducir a desequilibrios en nuestras doshas. El desequilibrio común de dosha para kundalini es pitta - una gran cantidad de calor que se genera en el cuerpo como la neurobiología está siendo purificada por mucho mayor flujo de energía interior. Esto suele ir acompañado de un desequilibrio de vata (un montón de movimiento de energía interna), así que no es raro que exista tanto una pitta y vata de desequilibrio a medida que avanzamos en nuestro camino espiritual en el despertar de la conductividad extática y luminosidad. La utilización de medidas de dieta ayurvédica puede ayudar en estos tiempos, alisando nuestro viaje a lo largo del camino hacia la iluminación.

Las tablas de las páginas siguientes se han construido utilizando los criterios básicos de sabor y dosha discutidos anteriormente. Mientras que los alimentos que se muestran son principalmente desde el hemisferio occidental, los mismos criterios se pueden utilizar para favorecer o evitar los alimentos desde cualquier lugar de acuerdo a sus características de sabor predominante. El uso de un gráfico de este tipo puede ser útil cuando estamos en nuestro camino a la alacena de alimentos o en el refrigerador, en el supuesto que sabemos cuál de nuestros doshas está fuera de equilibrio. No es difícil de decir con un poco de conocimiento básico en la mano.

Ninguna de estas directrices de la dieta es inmutable. Por ejemplo, si tienes un desequilibrio clásico de kundalini involucrando tanto pitta y vata, entonces, ¿qué hacer? Las dietas vata y pitta están en desacuerdo en algunas categorías, pero no en todas. Se convierte en una cuestión de puntillas a través de las energías internas, favoreciendo alimentos de pitta balanceados por aquí, y el equilibrio de alimentos de vata por allí, de acuerdo con las experiencias del día, semana y mes. Con un poco de persistencia y control del ritmo en la utilización de diferentes tipos de alimentos, este enfoque puede funcionar. Obtener la dieta correcta es a menudo un proceso de ensayo y error. Así que es en el trato con cualquier combinación de los desequilibrios de dosha.

También está la cuestión de la incorporación de los conocimientos modernos de equilibrar el consumo de carbohidratos, proteínas y grasas con moderación, mientras manteniendo un consumo saludable de frutas, verduras, fibra y líquidos. Hay muchos factores a considerar cuando se mezcla el conocimiento antiguo y moderno. Si somos sabios en nuestras decisiones, podemos beneficiarnos de lo mejor de ambos mundos a medida que avanzamos en nuestro camino espiritual. Los gráficos de la dieta ayurveda revelan muchas oportunidades.

En el camino del yoga, puede haber cambios en los saldos de los doshas como las energías internas se vuelven activas y están purificando el sistema nervioso al ritmo rápido. Curiosamente, a medida que continuamos nuestras prácticas de yoga a través de todos estos cambios, finalmente llegamos a un estado en el que nos convertimos en gran medida insensible a los efectos de casi cualquier tipo de comida. Esto es cierto, al menos, como la dieta se relaciona con nuestra condición espiritual, donde nos hemos convertido en permanente silencio interior, la dicha extática, y efusión del amor divino. Nuestro desarrollo espiritual, finalmente, va más allá de los efectos de los alimentos, o el estado de nuestras doshas. Entonces la dieta es mucho menos crítica en relación a la condición de nuestra conciencia, aunque podemos seguir comiendo una dieta saludable para el bien de nuestra salud física y la longevidad. ¿Por que no?

Mientras tanto, podemos ayudar tanto nuestro viaje espiritual y nuestra salud física con un poco de atención en la dieta. Las sugerencias de dieta ayurvédica en las siguientes tablas pueden ayudar cuando se utilizan con buen sentido común en conjunción con una rutina diaria de las prácticas de yoga - meditación profunda, respiración espinal pranayama, etc. prácticas de yoga también ayudan a equilibrar nuestros doshas, cuando se aplican prudentemente utilizando los principios de controlar el ritmo de la mejor manera.

Las tres tablas siguientes proporcionan sugerencias de dieta para equilibrar los doshas - *Vata, Pitta y Kapha*.

Once categorías de alimentos están cubiertas para cada dosha, como: Frutas, Verduras, Granos, Alimentos de Origen Animal, Legumbres, Frutos Secos, Semillas, Edulcorantes, Condimentos, Lácteos, y Aceites.

Coma sabiamente para el buen progreso espiritual, la buena salud y la longevidad - y ¡disfrute!

Sugerencias de Dieta para el Balance de Vata

	¿Balance?	Favorecer o Evitar
Frutas	si	Frutas dulces, albaricoques, aguacates, plátanos, fresas, cerezas, coco, higos (frescos), toronjas, uvas, limones, mangos, melones (blandos), naranjas, papayas, duraznos, piña, ciruelas
	no	Los frutos secos, manzanas, arándanos (cranberries), peras, caquis, granadas, sandías
Verduras	si	Verduras cocidas, espárragos, remolachas, zanahorias, pepinos, ajos, judías verdes, okra (cocido), cebollas (cocidos), batatas, rábanos, calabacín
	no	Verduras crudas, brócoli, coles de Bruselas, repollo, coliflor, apio, berenjena, vegetales de hojas verdes, lechuga *, champiñones, cebollas (en bruto) Perejil *, guisantes, pimientos, patatas (blanco), * espinacas, coles * coles, tomates (* significa que esto es permitido con aceite en moderación)
Cereales	si	Avena (cocido), el arroz, el trigo
	no	Cebada, trigo sarraceno, maíz, mijo, avena (secado), el centeno
Productos de Origen Animal	si	Carne de res, pollo/pavo (carne blanca), huevos (fritos/revueltos) marisco
	no	Cordero, cerdo, conejo, juego
Legumbres	si	Frijol mungo, tofu, lentejas negras y rojas
	no	Todas las otras legumbres
Nueces	si	Todas las nueces secas en pequeñas cantidades
Semillas	si	Todas las semillas con moderación
Edulcorantes	si	Todos los edulcorantes con la excepción de azúcar blanca
	no	Azúcar blanca
Condimentos	si	Todas las especias son buenas
Productos Lácteos	si	Todos los productos lácteos con moderación
Aceite	si	Todos los aceites son buenos

Sugerencias de Dieta para el Balance de Pitta

	¿Balance?	Favorecer o Evitar
Frutas	si	Frutas dulces, manzanas, aguacates, cocos, higos, uvas (negro), mangos, melones, naranjas (dulces), peras, piña (dulce), ciruelas (dulce), granadas, ciruelas, pasas
	no	Frutas ácidas, albaricoques, bayas, plátanos, cerezas, arándanos (cranberries), toronjas, uvas (verde), limones, naranjas (amargo), papayas, duraznos, piña (ácidos), caqui, ciruelas (ácidos)
Verduras	si	Verduras dulces y amargas, espárragos, brócoli, coles de Bruselas, repollo, pepino, coliflor, apio, judías verdes, verduras de hoja, lechuga, champiñones, okra, guisantes, perejil, pimientos (verdes), patatas, brotes germinados, calabacín
	no	Verduras picantes, remolacha, zanahoria, berenjena, ajo, cebolla, pimientos (picante), rábanos, espinacas, tomates
Cereales	si	Cebada, avena (cocido), el arroz (basmati) arroz (blanco), el trigo
	no	Alforfón, maíz, mijo, avena (secas), el arroz (marrón), el centeno
Productos de Origen Animal	si	Pollo/pavo (carne blanca), huevos (blanco), el conejo, el camarón (en pequeñas cantidades), juego
	no	Carne de vaca, los huevos (amarillo), cordero, cerdo, mariscos
Legumbres	si	Todos los impulsos excepto las lentejas
	no	Lentejas
Nueces	si	Coco
	no	Todas las otras nueces
Semillas	si	Girasol, calabaza
	no	Todas las demás semillas
Edulcorantes	si	Todos los edulcorantes excluyendo melaza y miel
	no	La melaza, miel
Condimentos	si	El cilantro, canela, cardamomo, hinojo, la cúrcuma, pimienta negro (en pequeñas cantidades)
	no	Todas las otras especias
Productos Lácteos	si	Mantequilla (sin sal), queso (queso cottage), ghee (mantequilla clarificada de la India), la leche
	no	Suero de mantequilla, queso, crema agria, yogur
Aceite	si	Coco, oliva, girasol, soja
	no	Almendra, maíz, cártamo, sésamo

Sugerencias de Dieta para el Balance de Kapha

	¿Balance?	Favorecer o Evitar
Frutas	si	Las manzanas, albaricoques, bayas, cerezas, arándanos (cranberries), higos (secos), mangos, melocotones, peras, caquis, granadas, ciruelas pasas, pasas de uva
	no	Frutos dulces y amargos, aguacates, plátanos, cocos, higos (frescos), toronjas, uvas, limones, melones, naranjas, papaya, piña, ciruelas
Verduras	si	Verduras picantes y amargos, espárragos, remolacha, brócoli, coles de Bruselas, repollo, zanahorias, coliflor, apio, berenjena, ajo, verduras de hoja verde, lechuga, champiñones, okra, cebolla, perejil, guisantes, pimientos, patatas tierra (blanco), rábanos, espinacas, brotes germinados
	no	Verduras jugosas y dulces, pepino, patatas dulces, tomates, calabacín
Cereales	si	Cebada, maíz, mijo, avena (seca), arroz (en pequeñas cantidades-basmati), centeno
	no	Avena (cocido), el arroz (marrón), el arroz (blanco), el trigo
Productos de Origen Animal	si	Pollo/pavo (carne oscura), huevos (no fritos o revueltos), conejo, gambas, juego
	no	Carne de res, cordero, cerdo, mariscos
Legumbres	si	Todas las legumbres, excepto los mencionados
	no	Frijoles rojos, frijoles de soya, lentejas negras, judías mungo
Nueces	no	Ninguna nuez en absoluto
Semillas	si	Girasol, calabaza
	no	Todas las demás semillas
Edulcorantes	si	Miel cruda
	no	Todos los otros edulcorantes
Condimentos	si	Todos los condimentos, excepto la sal
	no	Sal
Productos Lácteos	si	Ghee (mantequilla clarificada de la India), la leche de cabra
	no	Todos los otros productos lácteos
Aceite	si	Almendra, maíz, girasol (todo con moderación)
	no	Todos los otros aceites

Lecturas Adicionales y Apoyo

Yogani es un científico americano espiritual que, desde hace más de cuarenta años, ha estado integrando técnicas antiguas de todo el mundo que cultivan la transformación espiritual del ser humano. El enfoque que él ha desarrollado no es sectario, y es abierto a todos. En orden de publicación, sus libros incluyen:

Prácticas Avanzadas de Yoga - Lecciones Fáciles para la Vida Extática (Dos Volúmenes)   Dos amplios libros de texto fáciles de usar que ofrecen más de 400 lecciones detalladas sobre el sistema integrado de prácticas de AYP.

Los Secretos de Wilder - Una Historia de Silencio Interior, Éxtasis y la Iluminación   Una novela de aventuras espirituales.

La Serie de Iluminación AYP (Once Volúmenes)
     Libros de instrucción sobre las prácticas de yoga, fáciles de leer, incluyendo (traducción al español pendiente):

- *Meditación Profunda - Camino hacia la Liberación Personal*
- *Respiración Espinal Pranayama - Viaje al Espacio Interior*
- *Tantra - Descubriendo el Poder del Sexo Pre-orgásmico*
- *Asanas, Mudras y Bandhas - Despertando el Kundalini Extático*
- *Samyama - El Cultivo de la Quietud en Acción, Siddhis y Milagros*
- *Dieta, Shatkarmas y Amaroli - Nutrición Yóguica y Limpieza para la Salud y el Espíritu*
- *Buscándose a Sí Mismo - El Amanecer del Testigo y el Fin del Sufrimiento*
- *Bhakti y Karma Yoga - La Ciencia de la Devoción y la Liberación a Través de la Acción*
- *Las Ocho Ramas del Yoga - La Estructura y el Ritmo de la Práctica Espiritual Auto-Dirigida*
- *Retiros - Vía Rápida hacia la Libertad - Una Guía para los Líderes y Proveedores*
- *Liberación - La Fruición del Yoga*

Para obtener información actualizada sobre los escritos de Yogani, y los foros de soporte de AYP gratuito, por favor visite:

www.advancedyogapractices.com
o
www.aypspanish.com